精品课程建设系列教材

供中职护理及相关专业使用

护理技术学习与实训指导

主　编　颜廷燕　高　川

编　者　（按姓氏汉语拼音排序）

沈蓉蓉（上海第十人民医院）

颜廷燕（上海健康医学院附属卫生学校）

高　川（上海健康医学院附属卫生学校）

张　空（上海徐汇区中心医院）

科学出版社

北京

内 容 简 介

本书编写时作了尝试性改变，不以章节为编写顺序，而是以医院主要的三个工作区域（门诊、急诊和病区）中，不同岗位所需要具备的工作能力作为内容来编写。本书共包括 23 个基础护理技术任务。每个任务结合相关病例，以工作任务为导向，达到技能实训的目标。大部分实训任务同时配备了操作考核评分标准，既便于指导学生技术操作的规范化，也方便考试或考核时选用。

本书可供中职护理及相关专业学生学习使用。

图书在版编目（CIP）数据

护理技术学习与实训指导 / 颜廷燕，高川主编. —北京：科学出版社，2017.8

精品课程建设系列教材

ISBN 978-7-03-054029-4

Ⅰ. 护… Ⅱ. ①颜… ②高… Ⅲ. 护理学–教学参考资料 Ⅳ. R47

中国版本图书馆 CIP 数据核字（2017）第 179036 号

责任编辑：魏亚萌 丁海燕 / 责任校对：张凤琴
责任印制：张欣秀 / 封面设计：铭轩堂

科 学 出 版 社 出版
北京东黄城根北街 16 号
邮政编码：100717
http://www.sciencep.com

北京虎彩文化传播有限公司 印刷
科学出版社发行 各地新华书店经销
*
2017 年 8 月第 一 版 开本：787×1092 1/16
2019 年 1 月第二次印刷 印张：6 3/4
字数：134 000

定价：35.80 元
（如有印装质量问题，我社负责调换）

前　言

　　《护理技术学习与实训指导》主要适用于中职护理专业学生的学习。本书参照其他实训教材模式对实训内容进行了适当的安排，以便更适合学生今后的工作需求。本书将医院实际工作岗位所必须具备的工作能力作为护理实训教学的内容，着重提高学生的临床护理动手能力和基本的综合能力，直接对接临床护理工作岗位，为学生毕业后能较快掌握临床基本护理工作打好基础。

　　作为尝试性的编写改变，本书不以章节为编写顺序而是以医院主要的三个工作区域（门诊、急诊和病区）中，不同岗位所需要具备的工作能力作为内容来按顺序编写。本书共包括23个基础护理技术任务实训练习。每个任务结合相关病例，以工作任务为导向，达到技能实训的目标。大部分实训任务同时配备了操作考核评分标准，既便于指导学生技术操作的规范化，也方便考试或考核时选用。

　　本书编写以简单实用性为主，各项操作流程突出主要步骤，简洁明了，可供护理专业中职在校学生学习使用。

　　本书编写过程中，查阅了大量书籍文献，参考了相关教材和资料，同时得到了医院护理专家及编者的大力支持，在此深表感谢！文中图片来源于上海医药高等专科学校网站护理教学资源库，在此也向提供图片的学校表示感谢！

　　由于编者能力和水平有限，书中难免存在疏漏之处，恳请专家、同仁和读者提出宝贵意见！

编　者

2017 年 7 月

目　录

上篇　实训项目

下篇　习题集

上篇 实训项目

第一章 门诊工作实训项目

门诊工作是医院医疗工作的第一线，护士每天要接触大量病种复杂的患者，导致交叉感染的可能性较大，且需要第一时间了解患者的生命体征和病情，有些病情严重的患者还需要护士使用运送工具，将患者安全地送到各诊疗部门。此章中设置了四个实训项目的练习，包括手的清洁、轮椅运送患者法、平车运送患者法、生命体征（体温、脉搏、呼吸、血压）测量技术。

实践 1-1 手 的 清 洁

一、实 训 目 标

1. 明确手清洁的目的和意义。
2. 能正确、规范地进行手的清洁。

二、方 法 设 计

1. 以案例为引导，以工作任务为载体，按"学做一体"的方式进行实训。
2. 以完成工作任务为目标。学生 3～4 个人为一组进行学习，分别完成工作任务，教师指导。
3. 根据实训效果组织学生进行讨论，教师点评，纠正错误操作。
4. 以小组为单位，在掌握操作要点的基础上强化训练，以加强操作的规范性和熟练性。

三、实 训 流 程

【案例介绍】
门诊换药室来了一位需要伤口换药的患者，请问护士在操作前该如何进行手的清洁？
【工作任务分析】
患者是进行伤口换药，这是一项无菌操作任务，为了确保使用的物品和伤口不被污染，护士在操作前必须认真清洗双手。
【相关知识】
1. 目的 ①去除手上的污垢和大部分暂居微生物；②保护工作人员和患者，避免交叉感染；③避免污染清洁物品。

2. 方法　手的清洁（七步洗手法，见图 1-1）（表 1-1）。

标准七步洗手法

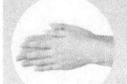
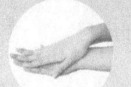
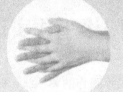
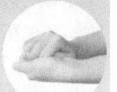

1 掌心对掌心搓揉　　2 手指交叉、掌心对手背搓揉　　3 手指交叉、掌心对掌心搓揉　　4 双手互握搓揉手指

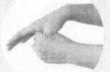
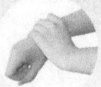

洗手步骤详解:

1 掌心相对，手指并拢，相互揉搓；
2 手心对手背沿指缝相互揉搓，交换进行；
3 掌心相对，双手交叉指缝相互揉搓；
4 右手握住左手大拇指旋转揉搓，交换进行；
5 弯曲手指使关节在另一手掌心旋转揉搓，交换进行；
6 将五个手指尖并拢在另一手掌心旋转揉搓，交换进行；
7 必要时增加对手腕的清洗。

5 拇指在掌中搓揉　　　6 指尖在掌心中搓揉　　　7 对手腕清洗

图 1-1　手的清洁

表 1-1　手的清洁

步骤	内容	技术要求
评估	1. 手的污染程度，准备进行操作的要求	
	2. 洗手方法的选择	
计划	护士：服装整洁，修剪指甲，卷袖露臂	
	用物：洗手液、流动水、擦手纸或红外线干手机	
	环境：整洁、宽敞、温度适宜	
实施	七步洗手法（图 1-1）	1. 双手指并拢，掌心对掌心互相揉搓按"七步洗手法"洗手
	1. 流动水肥皂洗手法	2. 手指交错，掌心对手背搓揉，双手交替
	（1）湿润双手，按取肥皂液洗手，七步洗手法	3. 手指交叉，掌心对掌心互相揉搓，双手交替
		4. 双手相握，掌心与指背互相揉搓
		5. 拇指于掌心中旋转揉搓，双手交替
		6. 指尖并拢，在掌心中旋转揉搓，双手交替
		7. 掌心握手腕旋转揉搓
	（2）冲洗	8. 打开水龙头用流水自上而下冲洗双手
	（3）擦干或烘干	9. 擦干或烘干
	2. 免洗消毒液洗手	用手肘按出洗手液涂于手上，洗手步骤同上，免用流水冲洗
	同流动水肥皂洗手法（1）	
评价	操作正确、规范、美观、熟练、无污染	

实践 1-2 轮椅运送患者法

一、实 训 目 标

1. 能够掌握相关理论知识，包括轮椅运送法的目的及注意事项。
2. 能正确评估患者病情，熟练使用轮椅安全运送患者。
3. 能运用沟通技巧与患者进行有效沟通，操作中尊重、关心、体贴患者。

二、方 法 设 计

1. 以案例为引导，以工作任务为载体，按"学做一体"的方式进行实训。
2. 以完成工作任务为目标。学生 3～4 个人为一组进行学习，分别完成工作任务，教师指导，回顾性填写实验报告及体验报告。
3. 根据实训效果组织学生进行讨论，教师点评，纠正错误操作。
4. 以小组为单位，在掌握操作要点的基础上，强化训练，以加强操作的规范性和熟练性。

三、实 训 流 程

【案例介绍】

患者，男性，65 岁，体重 89kg，因咳嗽、咳痰、喘息 1 天就诊，既往有"支气管哮喘"病史。查体：患者呼吸困难，呈喘息状，口唇发绀，不能平卧，心肺听诊心率增快，两肺闻及广泛哮鸣音。门诊医生诊断为"支气管哮喘"，医生签发住院证交患者办理住院手续。请你选用适宜的方式护送患者进入病区。

【工作任务分析】

该患者因"支气管哮喘"发作，呼吸困难、喘息，且体重较重，如果步行进入病区会增加患者活动量，进而增加患者的耗氧量，加重呼吸困难，故应采用运送工具护送患者进入病区，由于患者不能平卧，可选用轮椅运送。

【相关知识】

1. 目的 ①护送不能行走但能坐起的患者；②帮助患者离床活动，促进血液循环和体力恢复。
2. 方法 轮椅运送患者法（表 1-2）。

【操作过程】

表 1-2 轮椅运送患者法

步骤	内容	技术要求
评估	1. 评估患者的病情、体重及肢体活动情况	
	2. 患者是否有坐轮椅的经验及合作程度，患者是否了解使用轮椅的目的、注意事项及配合方法	
	3. 轮椅各部件的性能是否良好	仔细检查轮椅的车轮、椅座、椅背、脚踏板及刹车
	4. 室外温度情况	等各部件的性能，以保证患者安全

续表

步骤	内容	技术要求
计划	护士：服装整洁、修剪指甲、洗手，戴口罩 患者：了解轮椅使用目的、注意事项及配合方法 用物：根据季节备外衣或毛毯、夹子，需要时备软枕 环境：宽敞、无障碍物、安全	遵从患者意愿，患者能够主动配合 环境宽敞、无障碍物
实施	1. 携轮椅及用物至床旁，问候患者，核对并解释目的及注意事项 2. 将椅背与床尾平齐，椅面朝向床头，将闸制动，翻起脚踏板 3. 盖被扇形折叠至床尾 4. 扶患者坐起，嘱患者以两手手掌撑在床面维持坐姿 5. 协助穿衣及鞋袜下地护士面对患者，双手环抱患者腰部（或拉住患者裤腰），将患者双手放于护士肩上，协助患者下床站立 6. 指导患者用近轮椅侧的手扶住轮椅外侧的扶手，转身坐于轮椅中，身体置于椅座中部，抬头向后靠坐稳（图1-2） 7. 翻下脚踏板，协助患者双脚踏于脚踏板上 8. 整理床单位，铺暂空床	1. 确认患者，取得患者及家属的配合 2. 如无车闸，护士应站在轮椅后面固定轮椅，防止前倾 3. 观察询问患者有无眩晕和不适等反应 4. 患者如有下肢水肿、溃疡或关节疼痛，应在脚踏板上垫软枕 5. 寒冷季节注意保暖，天气寒冷需用毛毯 6. 运送过程中，注意观察病情，如有不适，及时处理 7. 下坡时减速，并嘱患者抓紧扶手，推轮椅时速度要慢，保持平稳
评价	1. 患者安全，无不适 2. 护士操作规范，动作轻稳、协调、省力 3. 护患沟通有效，患者主动配合	

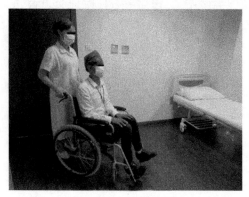

图 1-2　轮椅的使用

实践 1-3　平车运送患者法

一、实 训 目 标

1. 能够掌握相关理论知识，包括平车运送法的目的及注意事项。

2. 能正确评估患者病情，熟练使用平车安全运送患者。

3. 能运用沟通技巧与患者进行有效沟通，操作中尊重、关心、体贴患者。

二、方 法 设 计

1. 以案例为引导，以工作任务为载体，按"学做一体"的方式进行实训。

2. 以完成工作任务为目标。学生 3～4 个人为一组进行学习，分别完成工作任务，教师指导，回顾性填写实验报告及体验报告。

3. 根据实训效果组织学生进行讨论，教师点评，纠正错误操作。

4. 以小组为单位，在掌握操作要点的基础上强化训练，以加强操作的规范性和熟练性。

三、实 训 流 程

【案例介绍】

患者，男性，38 岁，因腹部疼痛 3 天，加重伴发热 1 天就诊，经检查，确诊为"急性化脓性阑尾炎"，急诊入院行"阑尾切除术"。术后给予抗生素静脉输液，置负压球伤口引流等。患者手术结束，病情稳定需返回病区，请选择恰当的运送方式护送患者至病区。

【工作任务分析】

1. 患者术后因麻醉药物对机体的作用尚未消失，不能行走需要平卧，因此，应选用平车运送患者回病房。

2. 搬运患者时为保证患者及护士自身安全，需运用人体力学原理，正确安全地将患者从手术台搬运至平车上，到达病区后，再将患者从平车移至病床上。

【相关知识】

1. 目的　运送不能起床的患者入院，做各种特殊检查、治疗、手术或转运。

2. 方法　平车运送患者法（一人、二人、三人、四人搬运法）（表 1-3）。

表 1-3　平车运送患者法

步骤	内容	技术要求及注意事项
评估	1. 患者的病情、体重及肢体活动情况 2. 患者的意识状态及合作程度 3. 室外温度情况 4. 平车各部件的性能	仔细检查平车的车轮及刹车等各部件的性能，以保证患者安全
计划	护士：服装整洁、修剪指甲、洗手、戴口罩 患者：了解平车使用目的、注意事项及配合方法 用物：根据季节备外衣或毛毯、夹子，需要时备软枕 环境：宽敞、无障碍物、安全	根据患者病情及体重，确定搬运方法
实施	挪动法： 1. 将平车推至床旁与床平行并紧靠床头，大轮靠近床头，调整病床与平车同高，将制动闸制动 2. 护士用身体抵住平车，协助患者按上半身、臀部、下肢依次向平车移动，卧于平车中间（图 1-3） 一人搬运法： 1. 将平车大轮端靠近床尾，使平车与床尾成钝角，用制动闸制动 2. 松开盖被，协助患者穿好衣服 3. 护士一手臂自患者近侧腋下伸入至对侧肩部，另一手臂伸入患者大腿下；患者双手交叉于护士颈后；抱起患者，稳步移动将患者放于平车中央，盖好盖被（图 1-4） 二人搬运法： 1. 同"一人搬运法"步骤 1、2 2. 搬运者甲、乙二人站在患者同侧床旁，协助患者将上肢交叉于胸前	1. 适用于能在床上配合的患者，平车与床平行 2. 回床时先移下肢、臀部，再移上半身 1. 适用于上肢活动自如、体重较轻的患者 2. 平车头与床尾成钝角（图 1-8） 1. 适用于不能活动、体重略重患者 2. 平车头与床尾成钝角

续表

步骤	内容	技术要求及注意事项
实施	3. 搬运者甲一手伸至患者头、颈、肩下方，另一手伸至患者腰部下方；搬运者乙一手伸至患者臀部下方，另一手伸至患者膝部下方。两人同时抬起患者至近侧床缘，再同时抬起患者向平车处移动，将患者放于平车中央，盖好盖被（图1-5） 三人搬运法： 1. 同二人搬运法步骤1、2 2. 搬运者甲、乙、丙三人站在患者同侧床旁，协助患者将上肢交叉于胸前 3. 搬运者甲双手托住患者头颈肩及胸部，乙双手托住患者背、腰、臀部，丙双手托住患者腘窝和小腿部。三人合力同时抬起患者至近侧床缘，再同时抬起患者稳步向平车处移动（图1-6） 4. 将患者放于平车中央，盖好盖被 四人搬运法： 1. 同挪动法，患者双手交叉置于胸腹部 2. 搬运者甲、乙分别站于床头和床尾，搬运者丙、丁分别站于病床和平车的一侧 3. 将中单放于患者腰臀部下方（中单能承受患者体重） 4. 搬运者甲抬起患者的头颈肩，搬运者乙抬起患者的双足，搬运者丙、丁分别抓住中单四角。四人同时抬起患者向平车处移动（图1-7） 5. 将患者放于平车中央，协助患者在平车上躺好，用盖被包裹患者	3. 搬运时尽量让患者身体靠近搬运者，达到平衡节力的目的，并且动作要轻稳，协调一致，确保患者安全、舒适 1. 适用于不能活动、体重超重的患者 2. 平车头与床尾成钝角 3. 搬运时尽量让患者身体靠近搬运者，达到平衡节力的目的，并且动作要轻稳，协调一致，确保患者安全、舒适 1. 适用于颈椎、腰椎骨折和病情较重的患者 2. 平车与床平行 3. 颈椎损伤的患者，搬运时必须保持头部处于中立位，沿身体纵轴向上略牵引或患者自己双手托头部，缓慢移至平车上。如搬运不当可能发生高位脊髓损伤，甚至导致死亡 4. 颅脑及昏迷患者，应将头偏向一侧。颈椎损伤者取仰卧位，在颈部垫小枕，并在头颈两侧用小枕或沙袋固定，保持头颈中立位
评价	1. 患者安全无不适，无并发症发生，持续治疗未受影响 2. 护士操作规范，动作轻稳、协调、节力、配合、协调 3. 护患沟通有效，患者乐于接受	

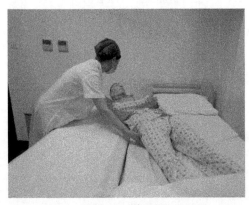

图 1-3　挪动法

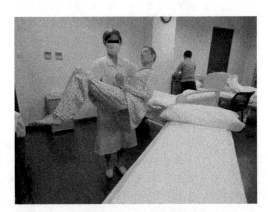

图 1-4　一人搬运法

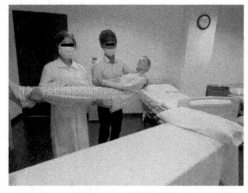

图 1-5 二人搬运法

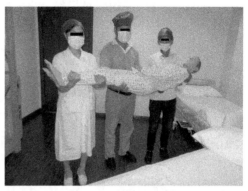

图 1-6 三人搬运法

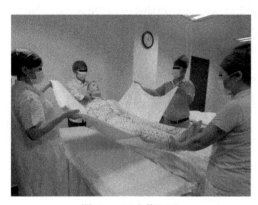

图 1-7 四人搬运法

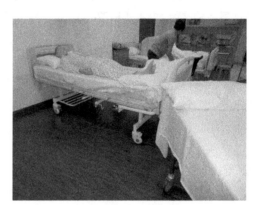

图 1-8 平车头与床尾成钝角

实践 1-4 生命体征（体温、脉搏、呼吸、血压）测量技术

一、实 训 目 标

1. 掌握相关理论知识，包括：①发热程度的判断、发热过程及表现、临床常见热型、体温过低程度的判断，测量体温的注意事项；②脉搏的观察要点，测量脉搏的注意事项；③呼吸的观察要点，测量呼吸的注意事项；④异常血压的观察要点和测量血压的注意事项。

2. 能够正确熟练测量体温、脉搏、呼吸、血压。

3. 能够正确评估患者情况，选择适宜的体温、脉搏、呼吸、血压测量法。

4. 在操作过程中动作轻柔、规范，体现人文关怀。

二、方 法 设 计

1. 以案例为引导，以工作任务为载体，按"学做一体"的方式进行实训。

2. 学生分组练习，建议 3～4 人一组，每组一套操作用物（每人 1 支体温计、带秒针的表、记录纸、笔）。

3. 抽取 1~2 个小组示范操作，集体纠错，教师点评。针对共性问题重点讨论，以强化相关知识的掌握。

4. 强化训练，在掌握基本操作的基础上，强化程序的流畅、动作准确的规范化训练。

5. 技能考核，要求每个学生通过一项工作任务完成该项操作技术的考核。

三、实训流程及考核

【案例介绍】

患儿，男性，8 岁。因淋雨后出现寒战、高热、咳嗽 2 天，咳铁锈色痰 3 小时入院。查体：T39.9℃，P 118 次/分，R24 次/分，BP 110/78mmHg；视诊右下肺部呼吸运动减弱，触诊语颤增强，叩诊呈浊音，可闻及管状呼吸音；HR118 次/分，律齐，无杂音。实验室及其他检查示血象 WBC20×10^9/L，X 线检查示右下肺大片致密阴影，边缘清楚。初步诊断为肺炎球菌肺炎（右下肺）。经抗菌与对症治疗 3 天后患者生命体征均恢复正常。

【工作任务分析】

1. 该患者因患肺炎，体温、脉搏、呼吸出现异常改变，如高热（39.9℃）、心动过速、呼吸增快等，需密切观察病情变化，尤其是体温的变化。为便于随时观察，护士应准备好测量体温、脉搏、呼吸、血压的用物。

2. 为该患者测量生命体征。高热患者应每 4 个小时测量体温一次，体温下降至38.5℃（口腔温度）以下时每日测量 4 次，体温降至正常 3 天后每日测量一次。

3. 体温、脉搏、呼吸、血压测量结束后，应安置患者使其舒适；整理用物保证病室整洁、美观；做好用物的清洁消毒，防止交叉感染。

【相关知识】

1. 目的　通过观察生命体征的变化，间接了解呼吸系统、循环系统等功能状态，为诊断、治疗、护理提供依据。

2. 方法　体温、脉搏、呼吸、血压测量法（表 1-4）。

表 1-4　体温、脉搏、呼吸、血压测量法

项目	内容	技术要求	评分	得分
评估 8分	环境评估	• 病室是否整洁、宽敞、安静 • 温湿度是否适宜	2	
	用物评估	• 生命体征测量用物是否齐全、完好 • 是否符合操作的要求	2	
	患者评估	• 年龄、病情、治疗情况 • 心理状态与合作程度	2	
	护士评估	• 着装是否整齐 • 是否了解生命体征测量目的	2	
计划 10分	护士准备	• 着装整齐、修剪指甲、洗手、戴口罩 • 了解操作目的（口述）	2 2	

项目	内容	技术要求	评分	得分
计划 10分	患者准备	• 了解操作目的、方法和注意事项 • 体位舒适，情绪稳定 • 测量前如有运动、吸烟等情况，应休息待平稳后再测量	3	
	用物准备	• 用物准备齐全，摆放合理	2	
	环境准备	• 病室整洁、宽敞，温湿度适宜（口述）	1	
实施 67分	核对解释	• 携用物至患者处，核对解释	2	
	测量体温	▲ 测量口温 • 将口表水银端斜放于舌下热窝处 • 嘱患者紧闭口唇，用鼻呼吸，勿用牙咬体温计 • 测量时间3分钟	5	
		▲ 测量肛温 • 卧位：侧卧、俯卧、屈膝仰卧位，暴露测温部位 • 润滑肛表水银端、插入肛门3～4cm • 测量时间3分钟	5	
		▲ 测量腋温 • 擦干腋窝处，体温计水银端放于腋窝深处 • 体温计紧贴皮肤，屈臂过胸 • 测量时间10分钟 • 取出体温计用消毒纱布擦拭 • 检视读数 • 协助患者穿好衣裤，取舒适体位 • 洗手，记录结果 • 检查、消毒体温计	5	
	测量脉搏	• 卧位或坐位，手腕伸展，手臂放于舒适位置	1	
		• 以示指、中指、环指的指端按压桡动脉处	2	
		• 按压力量适中，以能清楚测得脉搏搏动为宜（图1-9）	2	
		• 计数：①正常脉搏测30秒，乘以2。②异常脉搏测量1分钟。 ③脉搏短绌时由2名护士同时测量，一人听心率，另一人测 脉率，听心率者发出"起"或"停"口令，计时1分钟（图1-10）	4	
		• 洗手、记录	1	
	测量呼吸	• 协助患者取舒适体位	2	
		• 护士保持诊脉手势，观察患者胸部或腹部的起伏	2	
		• 计数：①正常情况下测30秒，乘以2。②异常呼吸或婴幼儿 测1分钟。③呼吸微弱或危重者，可用少许棉花置于鼻孔前， 观察棉花被吹动的次数，计数1分钟	4	
		• 洗手、记录	2	

续表

项目	内容	技术要求	评分	得分
实施 67分	测量血压 （肱动脉）	• 坐位：卷袖、露臂，手掌向上、肘部伸直	2	
		• 放平血压计于上臂旁（汞柱零刻度、肱动脉与心脏处于同一水平位置），驱尽袖带内空气	2	
		• 缠袖带于上臂中部，下缘距肘窝 3～4cm，松紧适宜（图 1-11）	2	
		• 打开水银槽，戴听诊器，胸件置于肱动脉搏动最明显处	4	
		• 关紧加压气球的阀门，均匀充气，至肱动脉搏动音消失再升高 20～30mmHg	2	
		• 放气，水银柱以每秒 4mmHg 速度下降，同时听肱动脉搏动，注意水银柱刻度	4	
		• 确认收缩压与舒张压	8	
		• 测量完毕，驱尽袖带内余气，拧紧阀门，解开袖带，关闭水银槽，将袖带卷好放入血压计盒内，关闭血压计盒盖	2 2	
		• 协助患者取舒适体位	2	
		• 记录	2	
评价 15分	操作方法	• 程序正确，动作规范	5	
	操作效果	• 按病情选择合适的测量 • 测量结果准确	5	
	操作态度	• 动作、姿态优美，重视人文关怀	5	
	总分		100	

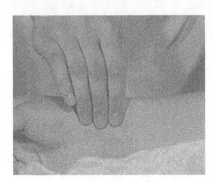

图 1-9 桡动脉测量法

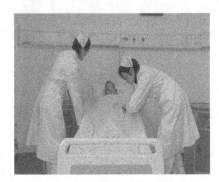

图 1-10 脉搏短绌测量法

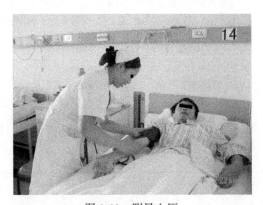

图 1-11 测量血压

第二章 急诊工作实训项目

急诊是医院诊治急、危重患者的场所，是抢救患者生命的第一线。急诊科的特点是危重患者多、病情急、护理工作范围广，时间性强、任务繁重而复杂。此单元中设置四个实训项目的练习，包括无菌技术基本操作、氧气吸入疗法、吸痰法、洗胃法。

实践 2-1　无菌技术基本操作

一、实训目标

1. 熟练掌握无菌技术基本概念，无菌操作原则及操作的注意事项。
2. 能正确熟练实施各项无菌技术基本操作。
3. 严格遵守无菌操作原则，树立严格的无菌观念和慎独的工作态度。

二、方法设计

1. 以案例为引导，以任务为载体，按"学做一体"的方式进行实训。
2. 以完成工作任务为线索，先分别练习六项无菌技术基本操作，强调细节，注意动作准确、规范，然后按规范流程，组合起来进行示教。
3. 学生分组练习、建议 3~4 人一组，每组一套操作用物，进行基本操作的练习。
4. 抽 1~2 组回示操作，学生点评，教师总结示范，矫正错误操作。
5. 强化训练，在掌握基本操作的基础上，以小组为单位，以任务为载体进行强化训练，做到程序正确、动作规范。
6. 技能考核，要求每个学生通过一项工作任务完成该项操作技术的考核。

三、实训流程及考核

【案例介绍】
患者，女性，54 岁，因被自行车撞倒，小腿处皮肤有伤口并出血。送急诊室医治，需要止血并进行伤口处理。

【工作任务分析】
1. 该患者有挫裂伤口，需要进行清创处理，对伤口进行清洗、消毒，需要按无菌要求准备无菌换药器械及敷料、无菌手套等用物。
2. 因为有出血伤口，所以止血物品均需要准备无菌物品。
3. 伤口止血清创后，整理用物，进行医疗垃圾的处理。

【相关知识】

1. 目的　保持无菌物品和无菌区域不被污染，防止一切微生物侵入或传播给他人。
2. 方法　无菌技术基本操作（表2-1）。

表2-1　无菌技术基本操作

项目	内容	技术要求	分值	得分
评估 10分	环境评估	• 环境是否清洁、干燥、宽敞，符合无菌技术操作要求	3	
	用物评估	• 无菌物品是否齐全，是否在灭菌有效期内，指示胶带是否变色，放置是否符合无菌技术操作原则	4	
	护士评估	• 检查着装、手指指甲、洗手、口罩帽子是否符合无菌操作要求	3	
计划 10分	护士准备	• 着装整齐、修剪指甲、洗手（七步洗手法）、戴口罩	5	
	用物准备	• 用物齐全，摆放科学合理	3	
		• 推用物至操作台前		
	环境准备	• 环境整洁、安静、安全	2	
实施 65分	无菌钳使用、无菌包打开	• 将治疗盘放置操作台上，核对所需用物	2	
		• 查看无菌包名称、灭菌日期、化学指示胶带颜色、无菌包无潮湿	3	
		• 打开无菌包，分别揭开左右两角，再揭开内角（图2-1）	2	
		• 用无菌持物钳取治疗巾放于治疗盘内（图2-2，图2-3）	2	
		• 将包内剩余物品按原折痕一字形包带扎好	2	
		• 标注开包日期，放于操作台上	2	
	铺无菌盘	• 将取出的治疗巾铺于治疗盘内	2	
		• 上层向远端呈扇形折叠，开口边向外	2	
		• 放入无菌物品，将上层盖于物品上，边缘对齐	2	
		• 开口边缘向上翻折两次，两侧边缘向下翻折一次（图2-4）	2	
		• 注明铺盘日期和时间、时间（图2-5）	2	
	取用无菌溶液	• 再次查看无菌包名称、灭菌日期、化学指示胶带、无菌包无潮湿	2	
		• 打开无菌将无菌容器放于操作台上	2	
		• 取无菌溶液并核对（表述）	1	
		• 消毒瓶盖及边缘	3	
		• 打开无菌容器取纱布	2	
		• 垫纱布将瓶塞打开	1	
		• 手握瓶签，倒少量溶液于弯盘螺旋冲洗瓶口	2	
		• 倒取所需液量于无菌容器中	2	
		• 盖瓶塞	1	
		• 记录开瓶时间及日期	2	
		• 将用毕的治疗碗及弯盘放于治疗车下层	1	

续表

项目	内容	技术要求	分值	得分
实施 65 分	戴脱无菌手套	戴手套		
		• 核对手套灭菌日期，选择大小合适的手套	5	
		• 取出手套并套好	4	
		• 将手套的翻转处套在工作服袖外（图 2-6）	1	
		• 双手对合交叉调整手套的位置	1	
		• 检查手套是否有破损（表述）	1	
		• 手应保持在腰部和视线之间	1	
		脱手套		
		• 脱手套前洗净血渍、污渍（口述）	1	
		• 戴手套的手捏住手套口翻转脱下	4	
		• 已脱手套的手插入手套内口，向外翻转脱下	1	
		• 将脱下的手套及手套袋放于治疗车下层	1	
		• 整理用物	1	
		• 洗手（七步），摘口罩	2	
评价 15 分	操作方法	• 程序正确，动作规范、美观，操作熟练	5	
	操作效果	• 无菌观念强，操作中无污染现象	8	
	操作态度	• 认真、严谨，有科学的态度	2	
	总分		100	

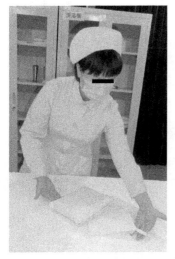

图 2-1 打开无菌包

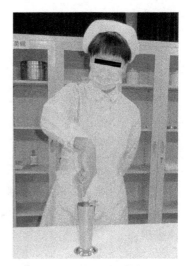

图 2-2 无菌持物钳的使用（1）

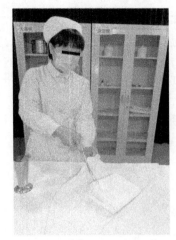

图 2-3　无菌持物钳的使用（2）

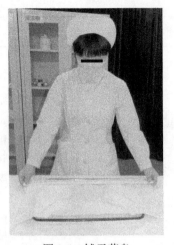

图 2-4　铺无菌盘

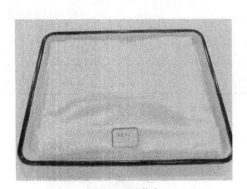

图 2-5　无菌盘

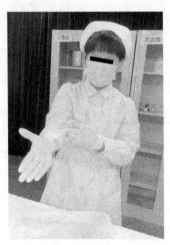

图 2-6　戴无菌手套

实践 2-2　氧气吸入疗法

一、实 训 目 标

1. 掌握氧气吸入疗法的相关知识，包括吸氧的目的及注意事项。
2. 熟悉氧气表的结构与功能及氧气表装卸的操作方法，熟悉氧气管道装置的使用。
3. 能够正确熟练实施氧气吸入的操作。
4. 养成严谨、慎独的操作态度和规范的操作行为。

二、方 法 设 计

1. 以案例为引导，以任务为载体，按"学做一体"的方式进行实训。

2. 以完成工作任务为目标，结合实际操作用物，进行规范操作练习。

3. 学生分组练习，建议 4～5 人一组，每组一套操作用物，每小组以完成工作任务为目标进行强化训练。

4. 抽 1～2 个小组回示操作，学生点评，教师总结示范，矫正错误操作。

5. 强化训练，在掌握基本操作的基础上，强化程序的流畅、动作的准确，进行规范化训练，以达到熟练。

6. 技能考核，所有学生逐一完成该项操作技术的考核。

三、实施流程及考核

【案例介绍】

患者，男性，79 岁。患慢性支气管炎 14 年，此次因着凉出现发热、咳嗽、咳痰，病情加重 10 余天急诊就医。查体：T36.8℃，R 30 次/分，P120 次/分，BP85/58mmHg；动脉血气分析结果：PaO_2 55mmHg，$PaCO_2$ 40mmHg，SaO_2 80%。入院时诊断：慢性呼吸衰竭。

【工作任务分析】

1. 该患者因慢性呼吸衰竭住院，出现呼吸困难，血气分析检查结果显示 PaO_2 和 SaO_2 降低，$PaCO_2$ 升高，患者缺氧与二氧化碳潴留并存，需给予低浓度、低流量氧气吸入。

2. 可根据条件采取氧气筒、氧气表吸氧法，也可以采用管道化吸氧装置给氧。准备好吸氧用物，装好氧气表，携至床边为该患者吸氧。

3. 吸氧过程中，需严密观察患者的面色、神志、呼吸、脉搏、血压、呼吸方式及血气分析结果，判断患者缺氧症状是否得到改善，吸氧是否有效。

4. 吸氧结束后，整理用物。

【相关知识】

1. 目的 供给患者氧气，改善由缺氧引起的各种症状，维持机体生命活动。

2. 方法 氧气吸入疗法（表 2-2）。

表 2-2 氧气吸入疗法

项目	内容	技术要求	分值	得分
评估 10分	环境评估	• 病室是否有烟火及易燃、易爆物品，是否安全 • 温湿度是否适宜	2	
	用物评估	• 氧气筒内是否有氧，吸氧装置是否完好	2	
	患者评估	• 评估患者的意识状态、生命体征、缺氧的原因、表现和程度 • 评估患者鼻腔有无分泌物、黏膜有无红肿，鼻中隔是否偏曲，鼻腔是否通畅等 • 评估患者的心理状态，对疾病的了解程度，是否合作	4	
	护士评估	• 着装是否整齐 • 是否了解病情及给氧的目的	2	

续表

项目	内容	技术要求	分值	得分
计划 10分	护士准备	• 着装整齐、修剪指甲、洗手、戴口罩 • 了解给氧目的（口述）	4	
	患者准备	• 了解吸氧的目的，同意配合	2	
	用物准备	• 用物准备齐全，摆放合理 • 氧气筒上挂"有氧"及"四防"标志	2	
	环境准备	• 病室无烟火，无易燃、易爆物品，环境安全（口述）	2	
实施 65分	装表	• 检查"空""满"标志，打开总开关，放出少量氧气冲掉气门上的 　灰尘，关总开关	4	
		• 连接氧气表，旋紧	2	
		• 接通气管、湿化瓶，连接橡胶管（图2-7）	2	
		• 检查流量开关是否关闭，开总开关检查有无漏气	2	
		• 开流量开关，检查氧气流出是否通畅	2	
		• 关流量开关备用	2	
	给氧	• 将装好表的氧气筒及其用物携至床旁（中心供氧装置接于中心供氧 　管道接口）	2	
		• 核对患者床号、姓名，作好解释工作，征得患者同意	3	
		• 协助患者取舒适卧位	2	
		• 检查鼻腔有无异常，清洁鼻腔分泌物	2	
		• 连接鼻导管	3	
		• 打开流量开关调节流量	4	
		• 检查、湿化鼻导管	1	
		• 将氧气导管鼻塞轻轻插入鼻腔	2	
		• 固定氧气导管	1	
		• 指导用氧的安全事项	2	
		• 整理床单位，洗手，记录用氧开始时间及给氧浓度	3	
		• 密切观察面色、呼吸和意识，了解患者缺氧改善情况（口述观察指 　标）	4	
	停氧	• 核对患者，做好解释	2	
		• 拔出鼻导管	2	
		• 关总开关，再关闭流量开关	4	
		• 协助患者取舒适体位，询问患者感受	2	
		• 整理床单位及用物	2	
		• 洗手，记录停止用氧时间	2	
	卸表整理	• 取下氧气导管、湿化瓶，湿化瓶放入消毒液中浸泡消毒后备用（口 　述）	4	
		• 卸下氧气表，将氧气筒推回原处（如为中心供氧，关闭中心供氧装 　置开关，卸下供氧装置）	2	
		• 整理用物、洗手	2	

续表

项目	内容	技术要求	分值	得分
评价 15分	操作方法	• 程序正确，动作规范，操作熟练	5	
	操作效果	• 氧气装置的准备及安装正确，无漏气，氧气输出通畅，患者吸氧有效	6	
	操作态度	• 动作轻柔、灵活，关心、体贴患者，注意用氧安全	4	
	总分		100	

实践 2-3 吸 痰 法

一、实 训 目 标

1. 掌握吸痰法的相关知识，包括吸痰的目的、操作要求及注意事项。

2. 能正确熟练实施电动吸引器吸痰和中心吸引装置吸痰的操作。

3. 养成严谨、慎独的操作态度，操作过程中体贴、爱护患者。

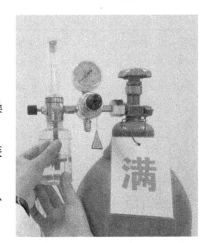

图 2-7 装氧气表

二、方 法 设 计

1. 以案例为引导，以任务为载体，按"学做一体"的方式进行实训。

2. 以完成工作任务为目标，进行规范操作练习。

3. 学生分组练习，建议 4～5 人一组，每组一套操作用物，每小组给出一个案例，以完成工作任务为目标进行操作训练。

4. 抽 1～2 个小组回示操作，学生点评，教师总结示范，矫正错误操作。

5. 强化训练，在掌握基本操作的基础上，强化程序的流畅，进行动作的准确规范化训练，以达到熟练。

三、实训流程及考核

【案例介绍】

患者，男性，76 岁。近日因慢性支气管炎发作，咳嗽、咳痰加剧，痰呈黄色，不易咳出。查体：T38℃，P120 次/分，R 30 次/分，BP 150/86mmHg；口唇发绀，烦躁不安；听诊肺底湿啰音。实验室检查：PaO_2 43mmHg，$PaCO_2$ 72mmHg，初步诊断为慢性阻塞性肺气病（COPD）。

【工作任务分析】

1. 该患者为 COPD，且痰多无力咳出，容易造成呼吸道痰液堵塞，需要密切观察病情。当发现患者喉头有痰鸣音或排痰不畅时，应立即吸痰。

2. 吸痰过程中应密切注意患者的呼吸变化。吸痰结束后，注意观察患者缺氧改善情况。

【相关知识】

1. 目的　①清除患者呼吸道分泌物，保持呼吸道通畅；②预防吸入性肺炎、窒息等并发症的发生。

2. 方法　负压吸引器吸痰法（表2-3）。

表2-3　负压吸引器吸痰法

项目	内容	技术要求	分值	得分
评估 10分	环境评估	• 病室是否安静、整洁、安全 • 温湿度是否适宜	2	
	用物评估	• 用物是否齐全，吸引装置是否完好 • 无菌用物是否符合无菌要求	2	
	患者评估	• 评估患者病情、呼吸、缺氧程度及排痰情况 • 评估患者的意识及心理状态、合作程度	4	
	护士评估	• 着装是否整齐 • 是否了解病情及吸痰目的	2	
计划 10分	护士准备	• 着装整齐、修剪指甲、洗手、戴口罩 • 了解操作目的（口述）	4	
	患者准备	• 清醒患者了解吸痰目的，同意配合	2	
	用物准备	• 用物准备齐全，摆放合理 • 吸引装置性能良好	3	
	环境准备	• 环境安静、整洁，符合要求	1	
实施 65分	检查吸痰装置	• 核对患者、做好解释，协助患者取合适体位	4	
		• 检查并连接吸引器管道，储液瓶内盛消毒液	4	
		• 接通电源，打开吸引开关，检查吸引器的性能是否正常	4	
		• 调节负压（成人40.0～53.3kPa，小儿应按年龄调节负压）	4	
	患者准备	• 检查口腔，取下义齿	2	
		• 侧转患者头部，帮助张口	2	
	抽吸痰液	• 连接吸痰管，打开电源，试吸	4	
		• 反折吸痰管末端，插入吸痰管（图2-8）	4	
		• 松开反折处，吸尽口腔痰液	4	
		• 换吸痰管、试吸，反折吸痰管，插入咽喉部，放松，吸尽痰液	6	
		• 换吸痰管、试吸，反折吸痰管，插入气管深处，放松，吸尽痰液	6	
		• 吸痰管左右旋转，向上提拉，退出	6	

续表

项目	内容	技术要求	分值	得分
	整理消毒	• 吸痰管吸 0.9%氯化钠溶液冲洗后取下，放消毒液内浸泡	2	
		• 玻璃接管插入消毒液瓶内	2	
		• 清洁患者口、鼻、面部，协助其取舒适体位	3	
		• 询问患者感受，观察病情	3	
		• 处理贮液瓶，整理用物	2	
		• 洗手，记录吸痰情况	3	
评价 15分	操作方法	• 程序正确，动作规范，操作熟练	5	
	吸痰效果	• 动作轻柔，吸痰手法正确，无污染	5	
		• 吸尽痰液，呼吸通畅		
	操作态度	• 动作轻柔，关心、体贴患者	5	
	总分		100	

实践 2-4 洗 胃 法

一、实 训 目 标

1. 掌握洗胃法的相关知识，包括洗胃的目的、适应证、禁忌证及注意事项。

2. 能够正确熟练实施自动洗胃机洗胃的操作。

3. 养成严谨、慎独的操作态度，操作过程中体贴、爱护患者。

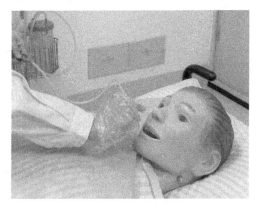

图 2-8　吸痰法

二、方 法 设 计

1. 以案例为引导，以任务为载体，按"学做一体"的方式进行实训。

2. 以完成工作任务为目标，进行规范操作练习。

3. 学生分组练习，建议 4～6 人一组，每组一套操作用物，每小组给出一个案例，以完成工作任务为目标进行操作训练。

4. 抽查小组回示操作，学生点评，教师总结示范，矫正错误操作。

三、实 训 流 程

【案例介绍】

患者，女性，32 岁。因与婆婆吵架后口服安眠药半瓶（约 50 粒），被送至当地医院。患者意识模糊，瞳孔缩小，对光反射正常，牙关紧闭，口角流出白色泡沫样液体，小便失禁。

【工作任务分析】

1. 患者服食安眠药，出现了明显的药物中毒的症状，需要立即洗胃，以清除胃内毒物。

2. 患者服食的是安眠药，可选用 1：（15 000～20 000）高锰酸钾洗胃，还可配合用硫酸钠导泻。需准备洗胃溶液 10～20L。

3. 洗胃时应留取第一次抽出液送检。洗胃过程中应注意洗出液的性质、颜色、气味、量及患者面色、脉搏、呼吸和血压的变化，注意安慰患者。

【相关知识】

1. 目的

（1）清除毒物：减少毒物吸收，用于食物或药物中毒，一般于中毒后 6 小时内洗胃最有效。

（2）为某些检查和手术做准备：如食管下段、胃部、十二指肠手术前。

（3）减轻胃黏膜水肿。

2. 方法　洗胃法（漏斗胃管洗胃法、负压吸引器洗胃法、自动洗胃机洗胃法）（表 2-4）。

表 2-4　洗胃法

步骤	内容	技术要求及注意事项
评估	1. 患者的意识、病情、洗胃目的、中毒情况 2. 患者的口、鼻腔黏膜有无异常，有无活动义齿，有无洗胃禁忌证等	1. 特别应注意中毒时间、中毒途径、毒物性质、中毒后有无呕吐、是否采取过处理措施 2. 若病情危重，则应先进行呼吸循环的抢救，再洗胃 3. 注意护患有效沟通，做好患者及家属的心理护理
计划	1. 护士：服装整洁，修剪指甲，洗手，戴口罩 2. 患者：了解洗胃的目的、程序、注意事项、配合要点 3. 物品：治疗盘内放置一次性洗胃管、一次性注射器、液状石蜡、棉签、弯盘、纱布、胶布、橡胶管 3 根、治疗巾、胶布、一次性手套、水温计、量杯、标本容器、塑料桶 2 个（一个盛配好的灌洗液，一个盛污水），塑料围裙或橡胶单，必要时备压舌板、开口器、舌钳、牙垫，根据毒物性质准备洗胃溶液 4. 环境：环境安静，安全，整洁，温、湿度适宜	毒物性质不明时，备温开水或 0.9% 氯化钠溶液。量：10～20L，温度：25～38℃
实施	一、自动洗胃机洗胃 插管、连接： 1. 携用物至床旁，认真查对患者的床号、姓名，向患者及家属再次解释洗胃的目的和方法 2. 连接洗胃机各导管，接通电源 3. 清醒患者取坐位或半坐卧位；昏迷者取平卧位，头偏向一侧 4. 有活动义齿者取出，围好塑料围裙或橡胶单及治疗巾，置弯盘于口角旁	1. 插管动作应轻、稳、准，尽量减少对患者的刺激 2. 患者中毒物质不明时，及时抽取胃内容物送检，以确定毒物性质 3. 观察洗出液的性质、颜色、气味、量、性质等 4. 洗胃过程中，观察患者面色、生命体征及有无并发症的发生

步骤	内容	技术要求及注意事项
实施	5. 液状石蜡润滑胃管前端，将胃管由口腔插入45～55cm（图2-9） 6. 证实胃管在胃内后（三种方法），用胶布固定胃管于口角旁 7. 连接洗胃机胃管，准备洗胃 吸引、灌洗： 8. 按"手吸"键吸出胃内容物，再按自动键，机器即开始自动洗胃，反复冲洗后至吸出的液体澄清无味为止拔管 拔管、整理： 9. 洗胃完毕，按"停机"键机器停止工作 10. 反折胃管口拔出胃管 11. 协助患者漱口、洗脸，撤去弯盘 12. 整理用物，整理床单位，协助患者取舒适卧位， 13. 洗手，及时准确记录灌洗液名称，洗出液量及其颜色、气味、性质等 二、负压吸引器洗胃法 插管：1～6.同自动洗胃机洗胃法1～6 连接： 7. 将开放式输液瓶连接"Y"形三通管（图2-10） 8. "Y"形三通管的另两端分别与洗胃管、吸引器上储液瓶的橡胶管相连，夹紧输液瓶导管，检查有无漏气 9. 洗胃液倒入开放式输液瓶 吸引、灌洗： 10. 开动吸引器，将胃内容物吸出 11. 将储液瓶上的导管夹紧，开放输液管，将300～500ml洗胃液灌入胃内 12. 夹住输液管，开放引流管，打开吸引器，吸出灌洗液，如此反复进行，直到吸出的液体澄清无味为止 拔管、整理：同自动洗胃机洗胃法 三、漏斗胃管洗胃法 插管：1～6.同自动洗胃机洗胃法1～6 抽尽胃内容物： 7. 将漏斗放置低于胃部的位置，挤压橡胶球，抽尽胃内容物 8. 举高漏斗超过胃部30～50cm 9. 缓慢倒入洗胃液300～500ml 10. 当尚余少量溶液时，倒置漏斗引出胃内灌洗液 11. 再次灌入，倒出，如此反复灌洗，直至洗出液澄清无味为止 拔管、整理：同自动洗胃机洗胃法	5. 若患者洗胃过程中出现血性液体，立即停止洗胃，昏迷患者洗胃宜谨慎 6. 幽门梗阻患者，洗胃宜在饭后4～6小时或空腹时进行，并记录胃内潴留量，以了解梗阻情况，供补液参考 7. 吞服强酸强碱等腐蚀性毒物患者，切忌洗胃，以免造成胃穿孔 "Y"形三通管的连接必须正确 1. 使用的胃管为漏斗胃管 2. 中毒物不明时，留取标本送检，以查明毒物 3. 利用虹吸原理引流灌洗液

续表

步骤	内容	技术要求及注意事项
评价	1. 患者胃内毒物或潴留物被有效清除 2. 操作规范熟练，患者未发生并发症 3. 护患沟通良好，患者痛苦减轻，症状缓解，患者 　　及家属满意	

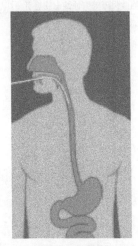

图 2-9　插胃管

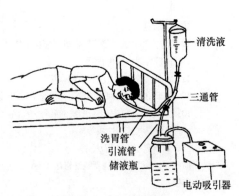

图 2-10　电动吸引器洗胃法

第三章 病区工作实训项目

病区是住院患者接受诊断、治疗和护理的场所。由于病种、年龄、性别等的不同，病区可被划分成内、外、妇、儿、五官等大的病区，再根据疾病的不同，按人体系统又可将疾病划分成不同的小病区。无论如何划分病区，基本护理技术都能在不同病区应用。此单元中设置了十五个实训项目的练习，包括铺备用床法、铺麻醉床法、卧有患者床更换床单法、各种卧位的安置及翻身、协助患者更换卧位、口腔护理、床上梳发与洗发、床上擦浴、乙醇或温水拭浴法、各种注射方法、密闭式周围静脉输液法、鼻饲法、女患者导尿术、大量不保留灌肠法、穿脱隔离衣及手的消毒。

实践 3-1 铺备用床法

一、实训目标

1. 能够掌握相关理论知识，包括铺备用床的目的及注意事项。
2. 能够结合理论知识，正确熟练完成铺备用床法。
3. 能够正确评估患者情况，选择合适的铺备用床法。
4. 操作过程中，动作轻柔、规范，遵循省时、节力原则。

二、方法设计

1. 以案例为引导，以任务为载体，以"学做一体"的方式进行实训。
2. 以完成工作任务为目标，学会铺备用床的操作技术，强调细节准确，注意动作规范。
3. 学生分组练习，建议 3～4 人一组，每组一套操作用物，进行基本操作的练习。
4. 抽查小组回示操作，学生点评，教师总结示范，矫正错误操作。
5. 技能考核，要求每个学生通过一项工作任务完成该项操作技术的考核。

三、实训流程及考核

【案例介绍】

患者，男性，45 岁，因呼吸困难、哮喘急性发作住院，经过医务人员积极的治疗护理，1 周后，呼吸平稳，各项生命体征正常，患者痊愈出院。

【工作任务分析】

患者经过对症治疗后，疾病已经痊愈，且康复出院，需要将病室、床单位及用物进行终末消毒处理后，铺好备用床准备迎接新患者，并保证病室的整洁、美观。

【相关知识】

1. 目的　保持病室整洁，迎接新患者。

2. 方法　铺备用床法（表 3-1）。

表 3-1　铺备用床法

项目	内容	技术要求	分值	得分
评估 8分	环境评估	• 病室是否整洁、宽敞 • 温湿度是否适宜 • 病室内有无其他患者治疗或进餐	4	
	用物评估	• 病床单元用物是否完好 • 是否符合患者的需要	2	
	护士评估	• 着装是否整齐 • 是否了解铺床目的	2	
计划 10分	护士准备	• 着装整齐、修剪指甲、洗手、戴口罩 • 了解操作目的（口述）	6	
	用物准备	• 用物准备齐全，摆放合理	2	
	环境准备	• 病室整洁、宽敞，温湿度适宜，病室内无其他患者治疗或进餐（口述）	2	
实施 67分	移开桌椅	• 拆除原有被服，放于污物袋内 • 移床旁桌距床约 20cm，移椅至床尾正中，距床尾约 15cm • 将用物移至床尾椅上 • 酌情翻转床垫，清扫床褥	2 3 2 3	
	铺单折角	• 大单中线与床中线对齐，平甩单 • 铺近侧大单，先铺床头，后铺床尾 • 将床单铺成斜角，塞于床垫下（图 3-1） • 将大单中部拉紧，塞于床垫下 • 转至对侧，同法逐层铺好大单	6 6 6 4 8	
	套被折被	• 将被套平放于床上，中线与大单中线对齐 • 被套上端平床头，平甩单 • 打开被套尾端，放毛毯于被套内 • 拉开毛毯，毛毯上端与被套平齐 • 打开毛毯两侧与被套平齐，对好两上角 • 依次拉平被套和毛毯，系被套尾端系带 • 先折盖被两边与床基平齐，后折盖被尾端塞于床垫下	2 2 2 4 3 3 3	
	套枕平放	• 将枕套套于枕芯上，死角充实，拍松枕芯 • 平放在床头，开口处背门	2 2	
	移桌整理	• 移回床旁桌，保持床单位整洁美观（图 3-2） • 洗手	2 2	

续表

项目	内容	技术要求	分值	得分
评价 15分	操作方法	• 程序正确，动作规范，操作熟练	5	
	铺床效果	• 四角方正，平紧、美观，符合备用床标准	5	
	操作表现	• 节时省力，无多余动作，姿态优美	5	
	总分		100	

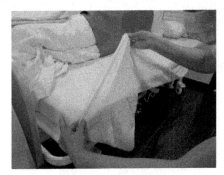

图 3-1　备用床铺大单

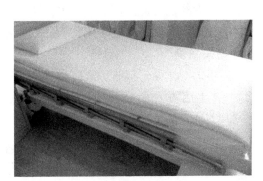

图 3-2　备用床

实践 3-2　铺麻醉床法

一、实训目标

1. 能够掌握相关理论知识，包括铺麻醉床的目的及注意事项。
2. 能够结合理论知识，正确熟练完成各种铺麻醉床法。
3. 能够正确评估患者情况，选择合适的铺麻醉床法。
4. 操作过程中，动作轻柔、规范，遵循省时、节力原则。

二、方法设计

1. 以案例为引导，以任务为载体，以"学做一体"的方式进行实训。
2. 以完成工作任务为目标，学会铺麻醉床的操作技术，强调细节准确，注意动作规范。
3. 学生分组练习，建议 3～4 人一组，每组一套操作用物，进行基本操作的练习。
4. 抽查小组回示操作，学生点评，教师总结示范，矫正错误操作。
5. 技能考核，要求每个学生通过一项工作任务完成该项操作技术的考核。

三、实训流程及考核

【案例介绍】

患者，女性，45 岁，因上消化道出血来医院就诊。经检查诊断为"胃溃疡"，须全麻行胃部分切除手术。手术结束后，患者被送至病区继续对症治疗。患者 3 天后胃肠功能恢复，医生嘱其下床活动，促进组织修复。1 周后切口愈合良好，各项生命体征正常，患者痊愈出院。

【工作任务分析】

1. 患者须行胃部分切除手术，为了便于接收术后患者，病区护士需撤去病床上的污被单，更换清洁被单，铺成麻醉床，备齐麻醉护理盘用物，准备接收术后患者回病室。

2. 为了促进患者尽快康复，医生建议尽可能离床活动。在患者离床活动期间，为了保持病室的整洁，需要将床铺整理为暂空床。

3. 患者经过对症治疗后，疾病已经痊愈，且康复出院，需要将病室、床单位及用物进行终末消毒处理后，铺好备用床准备迎接新患者，并保证病室的整洁、美观。

【相关知识】

1. 目的　①便于接收护理麻醉手术后的患者；②保持患者安全、舒适，预防并发症；③保护床上用物不被血液或呕吐物污染，便于更换。

2. 方法　铺麻醉床法（表 3-2）。

表 3-2　铺麻醉床法

项目	内容	技术要求	分值	得分
评估 8分	环境评估	• 病室是否整洁、宽敞 • 温湿度是否适宜 • 病室内有无其他患者治疗或进餐	4	
	用物评估	• 病床单元用物是否完好 • 是否符合患者的需要	2	
	护士评估	• 着装是否整齐 • 是否了解铺床目的	2	
计划 10分	护士准备	• 着装整齐、修剪指甲、洗手、戴口罩 • 了解操作目的（口述）	6	
	用物准备	• 用物准备齐全，摆放合理	2	
	环境准备	• 病室整洁、宽敞，温湿度适宜，病室内无其他患者治疗或进餐（口述）	2	
实施 67分	移开床旁桌	• 拆除原有被服，放于污物袋内 • 移床旁桌距床约 20cm，移椅至床尾正中，距床尾约 15cm • 将用物移至床尾椅上 • 酌情翻转床垫，清扫床褥	2 2 2 2	
	铺单折角	• 大单中线与床中线对齐，平甩单 • 铺近侧大单，先铺床头，后铺床尾 • 将床单铺成斜角，塞于床垫下 • 将大单中部拉紧，塞于床垫下 • 橡胶中单线对齐床中线，上缘距床头 45～50cm，展开 • 同法铺中单于橡胶中单上	2 2 4 2 2 2	

续表

项目	内容	技术要求	分值	得分
实施 67分	铺单折角	• 将橡胶中单、中单一并塞于垫下	2	
		• 同法铺第二块橡胶中单及中单（根据病情），上缘平齐床头或床尾，下缘压在第一块橡胶中单和中单上	4	
		• 转至对侧，同法逐层铺好大单、橡胶中单和中单	8	
	套被折被	• 将被套平放于床上，中线与大单中线对齐	2	
		• 被套上端距床头15cm，平甩单	2	
		• 打开被套尾端，放毛毯于被套内	2	
		• 拉开毛毯，毛毯上端与被套平齐	2	
		• 打开毛毯两侧与被套平齐，对好两上角	3	
		• 依次拉平被套和毛毯，系被套尾端系带	3	
		• 先折盖被两边与床基平齐，后折盖被尾端与床尾齐	3	
		• 将盖被三折叠于一侧床边，开口向门（图3-3）	2	
	套枕立放	• 将枕套套于枕芯上	2	
		• 开口处背门，立于床头正中	2	
	移桌整理	• 移回床旁桌，椅子置于盖被折叠侧	2	
		• 置麻醉盘于床旁桌上，其他物品按需妥善放置	2	
		• 洗手	2	
	铺暂空床	• 将床头端盖被三折于床尾（图3-4）	2	
评价 15分	操作方法	• 程序正确，动作规范，操作熟练	5	
	铺床效果	• 四角方正，平紧、美观，符合麻醉标准	5	
	操作表现	• 节时省力，无多余动作，姿态优美	5	
总分			100	

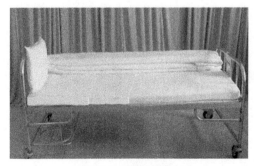

图3-3 铺麻醉床

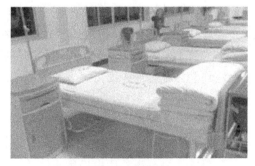

图3-4 暂空床

实践 3-3　卧有患者床更换床单法

一、实训目标

1. 熟练掌握相关理论知识，包括卧有患者床更换床单法的目的及注意事项。
2. 能够正确熟练完成卧有患者床更换床单。
3. 能够正确评估患者的病情、自理程度，选择适宜的更单方法。
4. 操作过程中动作轻柔，关心爱护患者，能与患者进行及时、有效的沟通，注意节时、省力的原则。

二、方法设计

1. 以案例为引导，与学生共同分析患者的病情，引出本次课的实训内容。
2. 以完成工作任务为目标，学生扮演患者，由教师模拟护士示范更换床上物品的操作过程，强调人文关怀，动作规范，操作手法要正确，注意节力原则。
3. 学生分组练习，建议 5~6 人一组，每组一套操作用物，教师指导学生练习，矫正操作中错误的手法。
4. 在掌握基本操作程序的基础上，以小组为单位，反复强化训练，做到程序流畅、动作规范，注意节力原则。
5. 以小组为单位，从每小组中抽取一名学生演示操作，小组成员点评。
6. 技能考核以小组为单位，完成卧有患者床更换床单法护理操作的考核。

三、实训流程及考核

【案例介绍】

患者，女性，46 岁，大学教师，因脑出血右侧肢体偏瘫，大小便不能自理，已经住院 7 天。护士进行护理查房时，发现患者的床单及被套多处被排泄物污染。根据床面污染情况，护士决定给患者更换床上用物。

【工作任务分析】

1. 患者因肢体偏瘫，大小便不能自理而污染床单位，为了满足患者清洁的需要，提供舒适的护理服务，护士决定给患者更换床上物品。
2. 患者无肢体外伤，护士可协助其翻身，选用由近及远的更换方法。
3. 更换床单之前，征得患者及家属的同意，并做好保护性防护措施。

【相关知识】

1. 目的　①保持床单位的清洁、干燥、平整，使患者感觉舒适；②观察患者病情变化，预防压疮等并发症的发生；③保持病室整洁、美观。
2. 方法　卧有患者床更换床单法（表 3-3）。

表 3-3 卧有患者床更换床单法

项目	内容	技术要求	分值	得分
评估 10分	环境评估	• 病室是否整洁、宽敞 • 温湿度是否适宜	2	
	患者评估	• 自理能力 • 皮肤卫生状况 • 对皮肤卫生知识了解程度	4	
	用物评估	• 用物是否齐全 • 是否符合患者的病情	2	
	护士评估	• 着装是否整齐 • 是否了解更单目的	2	
计划 10分	护士准备	• 着装整齐、修剪指甲、洗手、戴口罩 • 了解操作目的（口述）	4	
	患者准备	• 了解更换床单的目的 • 愿意配合操作	2	
	用物准备	• 用物准备齐全，摆放合理	2	
	环境准备	• 病室整洁、宽敞，温湿度适宜（口述）	2	
实施 65分	解释核对	• 核对床号，姓名 • 向患者做好解释工作	2	
	环境调节	• 酌情关门窗（口述） • 屏风或挂帘遮挡，按需要给予便器 • 室内家属（异性）暂时回避	3	
	安置体位	• 移开床旁桌，将椅子移至床尾，将需要更换的清洁物品按顺序放在床尾椅上	2	
		• 拉起对侧床护栏	1	
		• 松开床尾盖被，患者取左侧卧位（背向护士），身体靠近对侧床边，使一侧床面暂空，枕头和患者头部一起移动，躺卧舒适	2	
	清扫床褥	• 松开各层床单，依次将污中单卷入患者身下	1	
		• 扫净、擦干橡胶中单，搭在患者身上	2	
		• 将污大单卷好，塞入患者身下（橡胶中单下面）	1	
		• 扫净床褥上的渣屑	2	
	更换大单	• 将清洁大单的中线与床的中线对齐，展开	2	
		• 将一半大单平整地铺在暂空侧床面上；另一半清洁面向内卷起塞入患者身下（与污大单并行）（图3-5）	2	
		• 铺好近侧大单	2	
	更换中单	• 将橡胶中单铺在清洁的大单上面，取清洁的中单对齐床的中线，一半铺在橡胶中单上，另一清洁面向内卷起塞入患者身下（与污中单并行）	2	
		• 将铺好的橡胶中单及中单拉平，一并塞在床垫下（图3-6）	2	
		• 协助患者侧卧于铺好的一侧，拉起近侧床护栏，护士转至另一侧	3	

续表

项目	内容	技术要求	分值	得分
实施 65 分	撤出污单	• 松开各层床单，将污中单撤下，卷至床尾	2	
		• 扫净、擦干橡胶中单，搭在患者身上	2	
	清扫床褥	• 将污大单连同污中单一起污染面向内卷好，放入护理车或污物袋内	2	
		• 扫净床褥上的渣屑，将患者身下的大单展平，拉紧铺好，按照上述方法铺好橡胶中单、中单	3	
	更换被套	• 解开被套尾端系带，从开口处将盖被一侧纵向向上折叠1/3，同法折叠另一侧盖被，手持盖被上1/3，成"S"形折叠拉出，折叠后放于床尾椅上	4	
		• 将清洁被套正面朝外折叠后，放于患者下颌处，同时拉住清洁被套尾端及污染被套的头端，一并拉向床尾，撤除污染被套，铺平清洁被套	4	
		• 整理盖被，将尾端系带系好，两侧盖被向内折叠齐床边；床尾盖被向内折叠齐床尾，为患者盖好盖被	4	
	更换整套	• 协助患者取仰卧位，更换枕套，拍松放于患者头下	2	
	安置患者	• 协助患者取舒适体位	2	
		• 整理床单位	2	
		• 询问患者需求	2	
	清理用物	• 清理撤下用物	2	
		• 装入污衣袋送洗衣房（口述）	2	
	洗手记录	• 洗手（七步）	2	
		• 记录更单操作效果	1	
评价 15 分	操作方法	• 程序正确，动作规范，操作熟练，节力	5	
	操作效果	• 操作手法正确	5	
		• 床面平整、紧绷		
		• 患者满意		
	操作态度	• 认真、严谨，有科学的态度	5	
	总分		100	

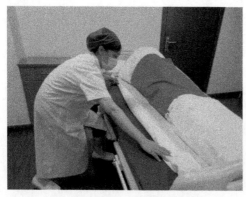

图 3-5　卧有患者床更换大单

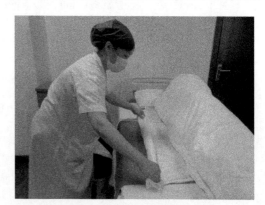

图 3-6　卧有患者床更换中单

实践 3-4 各种卧位的安置及翻身

一、实 训 目 标

1. 掌握相关理论知识，包括各种卧位的适用范围、体位要点及注意事项。
2. 正确熟练地为不同患者安置合适的卧位。
3. 在操作过程中，动作轻柔、规范，关心、体贴患者，遵循省时、节力原则。

二、方 法 设 计

1. 以案例为引导，以任务为载体，按"学做一体"的方式进行实训。
2. 以完成工作任务为目标，建议每 5～6 名学生一组，在自学、讨论的基础上，分组练习安置各种卧位，回顾性填写实验报告及体验报告。
3. 抽查小组回示操作，学生点评，教师总结示范，矫正错误操作。
4. 强化训练，在掌握基本操作基础上做到程序正确、动作规范。

三、实 训 流 程

【案例介绍】

患者，男性，48 岁，因右下腹转移性腹痛，伴恶心呕吐就诊。体检：T 38.9℃，P 92 次/分，R 24 次/分，麦氏点有明显压痛，收治入院，进行阑尾切除手术，手术后病情稳定返回病房，请根据患者治疗恢复的实际情况安置不同的体位。

【工作任务分析】

1. 患者为右下腹转移性腹痛，入院后医生需为其进行体格检查，做腹部检查时，护士应协助患者取屈膝仰卧位，以便于腹部检查。

2. 患者在硬脊髓膜外麻醉下行阑尾切除手术，术后 6～8 小时内，为了预防颅内压降低引起头痛，防止呕吐物误吸进入气管引起窒息，护士应为患者安置去枕仰卧位，并将头偏向一侧。为保护患者的安全，在患者没有完全清醒前应使用床挡，以防止患者发生坠床意外。

3. 手术后第二天，患者意识清醒，生命体征稳定，应采取半坐卧位，以利于引流和减轻伤口疼痛，增加患者的舒适感。

4. 为促进患者尽快康复，从手术后第二天开始，应指导患者进行适当活动，以预防肠粘连。可以采取侧卧位和仰卧位（或半坐卧位）交替安置。

【相关知识】

1. 目的 为了便于检查、治疗和护理，根据患者的病情和治疗的需要将患者安置于不同的卧位。

2. 方法 各种卧位的安置（表 3-4）。①仰卧位（去枕仰卧位、中凹位、屈膝仰卧位）；②侧卧位；③俯卧位；④半坐卧位；⑤坐位；⑥头低足高位；⑦头高足低位；⑧膝胸位；⑨截石位。

表 3-4　各种卧位的安置

步骤	内容	技术要求
评估	1. 患者：病情、意识状态，肢体肌力及配合能力治疗情况，有无约束，伤口及各种管道情况，有无输液管、吸氧管及引流管等 2. 用物：病床各部件的性能 3. 环境：室外温度情况	翻身前与翻身后都需认真检查，尤其各根导管，不能发生受压、扭曲、脱落等情况
计划	1. 护士：仪表端庄、着装规范、服装整洁，修剪指甲，洗手，戴口罩 2. 患者：了解安置卧位的目的、方法及配合要点，并且愿意配合护士 3. 用物：枕垫数个，笔、记录本，免洗消毒液，据患者病情准备其他物品 4. 环境：整洁，安静，温、湿度适宜，光线明暗适中	根据患者病情准备枕垫
实施	1. 核对床号、姓名，解释并告知患者更换卧位的目的和方法，以取得患者配合 2. 入院检查采取屈膝仰卧位（图 3-7） 3. 术后 6~8 小时采取去枕仰卧位（图 3-8） 4. 手术后第二天采取半坐卧位（图 3-9） 5. 患者恢复期采取侧卧位（图 3-10） 6. 发生休克时采取中凹位（图 3-11） 其他卧位 7. 腰背部检查或有伤口采取俯卧位（图 3-12） 8. 极度呼吸困难采取端坐位（图 3-13） 9. 痰多体位引流采取头低足高位（图 3-14） 10. 颅脑损伤、手术后采取头高足低位（图 3-15） 11. 肛门、直肠检查采取膝胸位（图 3-16） 12. 会阴、肛门检查手术采取截石位（图 3-17）	 1. 患者仰卧，两臂置于身体两侧，两腿曲起 2. 患者去枕仰卧，两臂置于身体两侧，两腿自然放平，枕头立于床头，昏迷、全麻未清醒者头偏向一侧 3. 患者仰卧，摇起床头支架 30°~50°，摇起床尾膝下支架 4. 患者侧卧，两臂屈肘，一手放枕旁，一手放在胸前，下腿伸直，上腿弯曲，两膝间、胸腹、背部放置软枕 5. 患者仰卧于床上，抬高头胸部约 20°，抬高下肢约 30° 6. 患者俯卧，两臂屈曲放于头部两侧，两腿伸直，酌情在胸下、髋部和踝部各放一软枕 7. 患者坐于床上，床头抬起大于 60°，身体稍向前倾，床上放一小桌，患者可俯桌休息，膝部抬高 15°~30° 8. 患者仰卧头偏向一侧，枕头立于床头，床尾垫高 15~30cm 9. 患者仰卧，床头垫高 15~30cm，枕头立于床尾 10. 患者跪卧，两小腿平放于床面，大腿与床边垂直，胸及膝部贴于床面，臀抬起，腹部悬空，头转向一侧 11. 患者仰卧于检查台，两腿架于支腿架上，臀部齐检查床
评价	1. 患者卧位没有不适，身体各部位和关节维持良好的功能位置，局部皮肤干燥、没有潮红 2. 护士操作规范、动作轻稳、协调、节力 3. 护患沟通有效，患者和家属理解、配合	

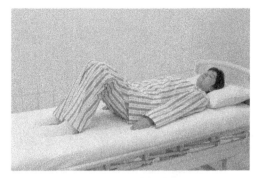

图 3-7 屈膝仰卧位

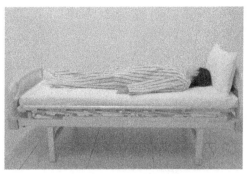

图 3-8 去枕仰卧位

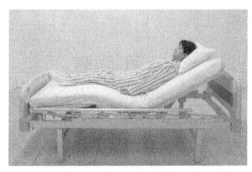

图 3-9 半坐卧位

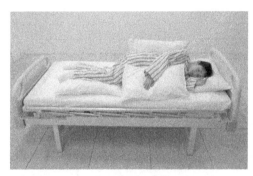

图 3-10 侧卧位

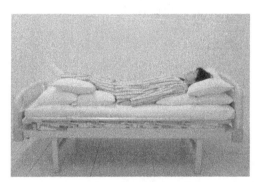

图 3-11 中凹位

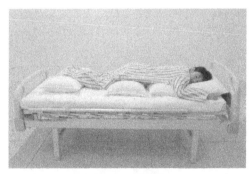

图 3-12 俯卧位

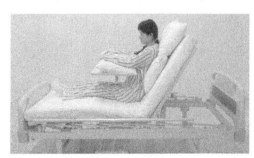

图 3-13 端坐位

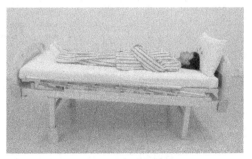

图 3-14 头低足高位

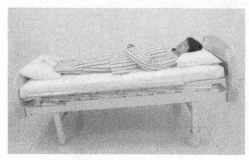

图 3-15　头高足低位

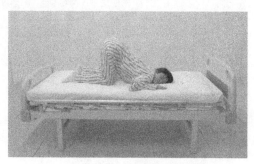

图 3-16　膝胸卧位

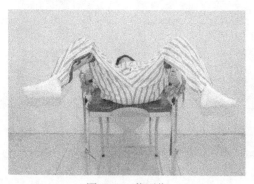

图 3-17　截石位

实践 3-5　协助患者更换卧位

一、实训目标

1. 掌握相关理论知识，包括协助患者更换卧位的方法及注意事项。

2. 正确熟练完成协助患者翻身侧卧、协助患者移向床头的操作。

3. 在操作过程中，动作轻柔、规范，关心、体贴患者，遵循省时、节力原则。

二、方法设计

1. 以案例为引导，以任务为载体，按"学做一体"的方式进行实训。

2. 学生以完成工作任务为目标，建议每 5～6 名学生一组，在自学、讨论的基础上分别进行二人协助患者翻身侧卧、一人协助患者移向床头、二人协助患者移向床头等操作的练习和展示。

3. 抽查小组回示操作，学生讨论，教师点评示范，矫正错误操作。并针对共性问题重点讨论，以强化对技能的掌握，回顾性填写实验报告及体验报告。

4. 强化训练，在掌握基本操作基础上，强化程序的正确、动作的准确规范。

三、实训流程

【案例介绍】

患者，女性，60 岁，体重 78kg，因脑梗死住院治疗。患者神志清，右侧肢体瘫痪，不能自行更换卧位。为了预防发生压疮，促进患者舒适，护士应如何协助患者更换卧位？

【工作任务分析】

1. 患者四肢活动障碍，并伴反应迟钝，长期卧床，生活不能自理。为预防发生压疮等并发症,护士应每隔 1~2 小时为患者翻身一次。因患者体重较重,至少应有两名护士协助翻身。

2. 由于患者的肢体活动障碍,在卧床期间身体会自行下滑,导致肢体扭曲,双足抵至床尾栏杆引起不适,护士应协助患者移向床头。因患者体重较重,应由两人共同完成。

3. 在更换卧位的过程中,护士应注意动作协调、轻稳,避免拖、拉、推等动作,以免擦破皮肤。同时,根据患者的情况,应使用床挡以防止患者坠床,保护患者的安全。

【相关知识】

1. 目的

(1)协助虚弱或手术后不能起床的患者更换卧位,增进舒适。

(2)便于更换或整理床单位。

(3)减少局部组织受压,促进活动,预防并发症,如压疮、坠积性肺炎等。

(4)适应治疗和护理需要。

2. 方法　协助患者更换卧位(协助翻身侧卧、协助翻身移向床头)(表 3-5)。

表 3-5　协助患者更换卧位

步骤	内容	技术要求
评估	1. 患者的病情、体重、有无治疗性导管、伤口及骨牵引等 2. 患者耐受程度及皮肤受压情况 3. 患者的心理状况及合作程度,一般选择进食饮水前 30 分钟或进食后 2 小时、饮水 30 分钟后进行	
计划	1. 护士:服装整洁,修剪指甲,洗手,戴口罩 2. 患者:了解翻身侧卧的目的及方法,能够主动配合操作 3. 用物:根据病情准备枕头或软枕,床挡 4. 环境:整洁、安静、舒适,温、湿度适宜	
实施	1. 核对床号、姓名,解释告知患者更换卧位的目的和方法,以取得患者配合	
	2. 两人协助患者翻身侧卧(图 3-18、图 3-19)	两护士站于患者同侧,分别托住患者头颈肩、腰、臀和腘窝,同时抬起患者移向近侧床边,再分别扶托患者的肩、腰、臀和膝,轻轻推患者转向对侧,按侧卧位要求安置患者
	3. 两人协助患者移向床头(图 3-20、图 3-21)	两护士分别站于患者两侧,枕头立于床头,交叉托住患者的颈间和臀部,同时抬起患者移向床头,枕头放回患者头下,按仰卧位要求安置患者
	4. 一人协助患者翻身侧卧	将患者肩部、臀部、双下肢移向近侧床边,分别托肩、膝将患者转向对侧,按侧卧位要求安置患者
	5. 一人协助患者移向床头	枕头立于床头,患者屈膝仰卧,双手抓住床头栏杆,护士双手托住患者肩部和膝部,嘱咐患者脚蹬床面,协助患者上移到床头,枕头放回患者头下,按需安置体位
评价	1. 操作方法轻稳、节力,患者舒适、安全,未发生并发症 2. 护患沟通有效,满足患者身心需要	

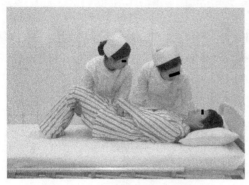

图 3-18　两人协助患者翻身法（1）

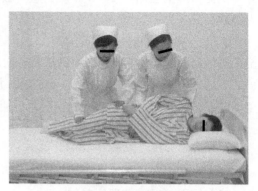

图 3-19　两人协助患者翻身法（2）

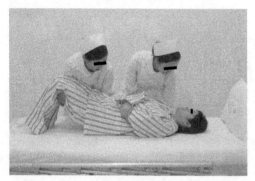

图 3-20　两人协助患者移向床头法（1）

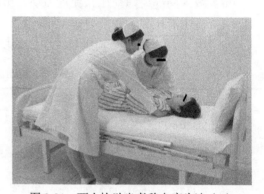

图 3-21　两人协助患者移向床头法（2）

实践 3-6　口 腔 护 理

一、实 训 目 标

1. 熟练掌握相关的理论知识，包括口腔护理的目的、常用漱口溶液的作用及口腔护理的注意事项。

2. 能够正确熟练完成口腔护理操作。

3. 能正确评估患者的身体情况，并能针对患者的口腔状况提供相应的护理方法。

4. 操作过程中动作轻柔、规范。态度和蔼，能与患者进行及时、有效的沟通。

二、方 法 设 计

1. 以案例为引导，与学生共同分析患者的病情，引出本项实训的内容。

2. 以完成工作任务为目标，学生扮演患者，由教师模拟护士示范口腔护理操作过程，强调动作轻柔，擦拭牙齿的手法正确，每个部位以擦拭干净为宜。

3. 学生分组练习，建议 5~6 人一组，每人一套操作用物。

4. 教师指导学生练习，矫正操作中错误的手法，回顾性填写实验报告及体验报告。

5. 在掌握基本操作程序的基础上，以小组为单位，反复强化训练，做到程序流畅、动作规范。

6. 以小组为单位，从每小组中抽取一名学生演示操作，小组成员点评。能正确评判问题者给予小小奖励。

7. 技能考核，由学生轮流角色扮演护士和患者，完成口腔护理操作的考核。

三、实训流程及考核

【案例介绍】

患者，女性，33 岁。患肺炎球菌性肺炎，持续高热数日不退，意识不清，处于昏迷状态。入院后医嘱给予抗生素抗感染治疗。用药 1 周后，护士在为患者做常规口腔护理时发现患者口腔黏膜有 2 处溃疡，溃疡面上有白色膜状物。护士将情况告知医生，医生开出医嘱：口腔护理，每日 2 次。

【工作任务分析】

1. 患者因长时间大量使用抗生素，导致菌群失调，发生了口腔溃疡。医生开出医嘱，需继续为患者做口腔护理。

2. 根据口腔溃疡面的情况判断为真菌感染，护士为患者做口腔护理时，应选用 1%～4%碳酸氢钠溶液。

3. 患者处于昏迷状态，口腔护理时需使用开口器，但不需要备温开水及吸水管。口腔护理后，应在溃疡部位涂搽相应的药物。

【相关知识】

1. 目的

（1）保持口腔清洁、湿润，使患者舒适，预防口腔感染等并发症。

（2）防止口臭、口垢，增进食欲，维持口腔正常功能。

（3）观察口腔黏膜、舌苔及气味，有利于评估患者的健康状况。

2. 方法　特殊口腔护理法（表 3-6）。

表 3-6　特殊口腔护理法

项目	内容	技术要求	分值	得分
评估 10 分	环境评估	• 病室是否整洁、宽敞 • 温、湿度是否适宜	2	
	患者评估	• 自理能力 • 口腔卫生状况 • 对口腔保健了解程度	4	
	用物评估	• 口腔护理用物是否齐全 • 是否符合操作的病情	2	
	护士评估	• 着装是否整齐 • 是否了解口腔护理目的	2	

续表

项目	内容	技术要求	分值	得分
计划 10分	护士准备	• 着装整齐、修剪指甲、洗手、戴口罩 • 了解操作目的（口述）	3	
	患者准备	• 了解口腔护理目的 • 愿意配合操作	2	
	用物准备	• 用物准备齐全，摆放合理	3	
	环境准备	• 病室整洁、宽敞，温湿度适宜（口述）	2	
实施 65分	解释核对	• 核对床号、姓名 • 向患者做好解释工作 • 评估病情、口腔情况、自理能力及口腔卫生知识了解程度	1 1 2	
	安置体位	• 协助患者平卧或侧卧 • 头偏向护士 • 铺治疗巾于患者颌下及胸前 • 置弯盘于口角旁	1 1 1 1	
	观察口腔	• 湿润口唇、口角 • 观察口腔黏膜有无出血、溃疡等现象 • 对长期应用激素、抗生素者，应注意有无真菌感染（口述）	1 1 1	
	取下义齿	• 用纱布包裹义齿并取下 • 用冷开水冲洗刷净，待口腔护理后戴上或浸入清水中 • 昏迷患者的义齿应浸于清水中保存（口述）	1 1 1	
	协助漱口	• 协助患者用温开水漱口（昏迷患者忌漱口） • 嘱患者不要咽下漱口水，协助吐出漱口水 • 擦拭口角	1 1 1	
	擦洗口腔	• 嘱患者咬合上、下齿，纵向擦洗两侧牙齿外侧面 • 嘱患者张口，擦洗两侧牙齿内侧面、咬合面及颊部 • 擦洗硬腭（勿触及咽部） • 擦洗舌面及舌下	9 9 4 3	
	漱口涂药	• 意识清醒者，再次漱口 • 拭去患者口角处水渍 • 再次检查口腔 • 口腔如有溃疡、真菌感染，酌情涂药于患处 • 口唇干裂可涂液状石蜡	2 2 2 2 2	
	安置患者	• 协助患者取舒适体位 • 整理床单位 • 询问患者需求	2 2 2	
	清理用物	• 清点棉球 • 各种物品分类浸泡消毒处理	2 2	
	洗手记录	• 洗手（七步） • 记录口腔护理效果	2 1	

续表

项目	内容	技术要求	分值	得分
评价 15分	操作方法	• 程序正确，动作规范，操作熟练	5	
	操作效果	• 擦拭手法正确 • 口腔内擦拭干净 • 患者满意	5	
	操作态度	• 认真、严谨，有科学的态度	5	
	总分		100	

实践 3-7　床上梳发与洗发

一、实 训 目 标

1. 掌握相关理论知识，包括床上梳发与洗发的目的及注意事项。

2. 能够正确完成床上梳发与洗发的操作。

3. 能够正确评估患者的病情、自理程度，选择适宜的洗发方法。

4. 操作过程中动作轻柔，关心、爱护患者，能与患者进行及时、有效的沟通，避免牵拉头发及头皮损伤。

二、方 法 设 计

1. 以案例为引导，与学生共同分析患者的病情，引出本次课程的实训内容。

2. 以完成工作任务为目标，学生扮演患者，由教师模拟护士示范床上梳发与洗发的操作过程，强调动作规范，操作手法要正确，注意节力原则。

3. 学生分组练习，建议 5~6 人一组，每组一套操作用物。

4. 教师指导学生练习，矫正操作中错误的手法，回顾性填写实验报告及体验报告。

5. 在掌握基本操作程序的基础上，以小组为单位，反复强化训练，做到程序流畅、动作规范。

6. 以小组为单位，抽取一名学生演示操作，学生点评。能准确找出存在的问题者给予小小的奖励。

三、实 训 流 程

【案例介绍】

患者，女性，78 岁，患有严重的关节炎，行动不便，近期周身关节疼痛加剧入院。护理查房发现患者身体有异味，手指甲和脚趾甲过长，头发油腻。根据患者的情况，护士决定为其进行床上洗发。

【工作任务分析】

1. 该患者因行动不便，生活不能自理，头发油腻，护士需为患者进行床上洗发。

2. 评估患者的情况，选择适宜的洗发方法和相应的洗发用品。

3. 洗发之前，征得患者及家属的同意，请其配合。

【相关知识】

1. 目的

（1）清洁头发，除去污垢，防止疾病传播。

（2）按摩头皮，促进血液循环，预防头皮感染。

（3）使患者舒适、整洁，有利于身心健康。

2. 方法　床上梳发与洗发（表3-7）。

表 3-7　床上梳发与洗发

步骤	内容	技术要求
评估	1. 患者头发的发质、光泽度、长度等 2. 患者头发的清洁度，头皮有无异常 3. 患者的病情、自理能力、合作程度	1. 告知患者床上洗发的目的及方法 2. 了解患者头发清洁情况，注意观察是否有破损、过敏、感染等
计划	1. 护士：服装整洁，修剪指甲，洗手，戴口罩 2. 患者：了解床上洗发的目的及配合方法 3. 用物：治疗盘内置梳子、治疗巾、纸袋，按需要备发夹、橡皮圈、30%乙醇，宜选用圆钝齿的梳子，避免损伤头皮 4. 环境：整洁、安静、舒适、温、湿度适宜	
实施	1. 移枕置盆，安置患者	松开衣领内折，干毛巾围于颈部，协助患者斜角仰卧，移枕于肩下，置马蹄形洗发盆垫于患者后颈部下，两耳塞棉球，双眼遮眼罩，松开梳顺头发
	2. 调节水温	用手腕部位测试水温（一般为40～45℃）
	3. 洗发（图3-22）	湿润头发，涂洗发液，揉搓头发、头皮，冲洗头发至无泡沫
	4. 擦干、梳理头发（图3-23）	解下颈部干毛巾包住头发并擦干，除去眼罩及耳道内的棉球，擦干或吹干头发，梳理头发
	5. 整理患者衣领及床单位	
评价	1. 护士操作时动作轻稳、方法正确，能正确运用节力原则 2. 患者洗头后感到清洁、舒适、无烫伤，自信心增强 3. 护患沟通有效，满足其身心需要	

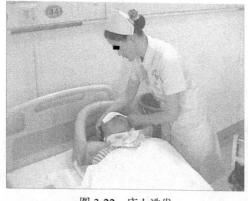

图 3-22　床上洗发

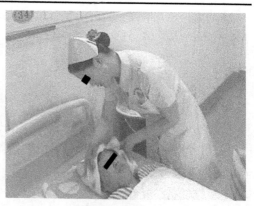

图 3-23　擦干头发

实践 3-8 床上擦浴

一、实训目标

1. 掌握相关理论知识，包括床上擦浴的目的及注意事项。
2. 能够正确评估患者的病情、自理程度及皮肤状况，正确完成床上擦浴。
3. 操作过程中动作轻柔，关心爱护患者，能与患者进行及时、有效的沟通，注意节时、省力的原则。

二、方法设计

1. 以案例为引导，与学生共同分析患者的病情，引出本次课程的实训内容。
2. 以完成工作任务为目标，用模拟人做患者，由教师示范床上擦浴的操作过程，强调动作规范，操作手法要正确，注意节力原则。
3. 学生分组练习，建议 5～6 人一组，每组一套操作用物。
4. 教师指导学生练习，矫正操作中错误的手法。
5. 在掌握基本操作程序的基础上，以小组为单位，反复强化训练、做到程序流畅、动作规范。
6. 以小组为单位，从每小组中抽取一名学生演示操作，小组成员点评。能准确找出存在的问题者给予小小的奖励。

三、实训流程

【案例介绍】
患者，女性，82 岁，因脑出血，右侧肢体偏瘫，大小便不能自理，卧床已有 10 天。护士进行护理查房时，发现患者身体皮肤表面已积存污垢，需进行床上擦浴。

【工作任务分析】
1. 患者因肢体偏瘫，生活不能自理，不能自行清洁皮肤，根据患者的皮肤状况，需给患者实施皮肤清洁护理。
2. 需评估患者的情况，根据患者自身状况及皮肤状况进行床上擦浴。
3. 进行床上擦浴之前，征得患者及家属的同意。

【相关知识】
1. 目的
（1）清除皮肤污垢，保持皮肤清洁，使患者舒适。
（2）促进皮肤血液循环，增强皮肤抵抗力和排泄功能，预防感染等并发症发生。
（3）观察患者皮肤情况及病情，增进护患沟通，促进患者身心需要。
（4）使患者肌肉松弛，维持关节、肌肉活动，防止关节僵硬和肌肉萎缩等并发症。
2. 方法 床上擦浴（表 3-8）。

表 3-8　床上擦浴

步骤	内容	技术要求
评估	1. 患者的年龄、病情、合作程度 2. 患者心理反应、清洁习惯 3. 注意护患有效沟通	1. 告知床上擦浴的目的及方法 2. 了解患者皮肤清洁度与自理能力 3. 有无皮疹、感染、破损
计划	1. 护士：服装整洁、修剪指甲、洗手、戴口罩 2. 患者：了解床上擦浴的目的及配合方法，愿意配合 3. 用物：治疗盘内置 50%乙醇、沐浴露或香皂、爽身粉、弯盘、梳子、浴巾、毛巾 3 条、脸盆足盆各 1 个、清洁衣裤、水桶 2 个（一个装 50～52℃热水、一个接污水），另备便盆 1 个 4. 环境：整洁、安静、舒适，温、湿度适宜	备用温水的温度高于淋浴水温
实施	擦洗脸部及颈部	擦洗眼部（从内眦擦到外眦）洗脸，擦净耳郭、耳后及颈部
	擦洗上肢，洗手（图 3-24）	脱去上衣（先脱近侧，再脱远侧，先脱健侧，再脱患侧），擦洗一侧上肢，洗手，再擦洗另一侧上肢，洗手 换水
	擦洗胸腹部	擦拭前胸，擦拭腹部
	擦洗背部	协助患者侧卧，依次擦洗后颈部、背部和臀部，更换清洁上衣（先穿远侧，再穿近侧，先穿患侧，再穿健侧）
	擦洗会阴部	更换水盆和毛巾，脱去裤子，指导女患者清洁会阴，指导男患者擦洗阴茎包皮
	擦洗下肢	擦拭髋部、大腿和小腿
	泡洗双足	双足泡于浴盆内，清洗足部及趾间，擦干，按摩足跟、内外踝，涂爽身粉，更换清洁裤子
评价	1. 护士操作时动作轻稳、方法正确，正确运用节力原则 2. 患者擦浴后感到清洁、舒适、无烫伤，自信心增强 3. 护患沟通有效，满足其身心需要	

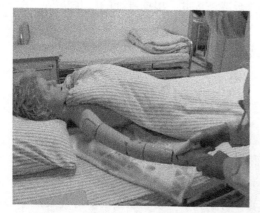

图 3-24　床上擦浴

实践 3-9　乙醇或温水拭浴法

一、实训目标

1. 掌握相关理论知识，如冷疗法的目的和禁忌证。

2. 能够正确评估患者情况，选择合适的冷疗方法。

3. 能够正确熟练完成乙醇或温水拭浴的操作，并能正确使用冰袋和热水袋。

4. 在操作过程中动作轻柔、规范，关心、爱护患者。

二、方 法 设 计

1. 以案例为引导，以任务为载体，按"学做一体"的方式进行实训。

2. 以完成工作任务为目标，教师演示乙醇拭浴及热水袋、冰袋的使用，强调细节，注意动作规范。

3. 学生分组练习，建议 3~4 人一组，每组一套操作用物，进行基本操作的练习。

4. 抽查学生回示，学生讨论，教师点评示范，矫正错误操作。

5. 强化训练。在掌握基本操作的基础上，以小组为单位，以任务为载体进行强化训练，做到程序流畅、动作规范。

三、实 训 流 程

【案例介绍】

患儿，女，8 岁，因咽喉痛、发热 2 天急诊入院。体温 40℃，精神委靡不振，面色潮红、灼热，脉搏 120 次/分，诊断为急性扁桃体炎。医嘱给予温水拭浴降温。

【工作任务分析】

1. 因小儿体温调节中枢发育尚不完善，病原体感染后易引起高热。温水拭浴是高热患儿降温方法之一，因温水无刺激、不过敏，患儿感觉舒适，尤其对婴幼儿进行全身拭浴，可通过蒸发或传导作用来增加机体的散热，降温更适宜。

2. 在拭浴过程中还需使用热水袋和冰袋，以增强温水拭浴的效果，减轻患者的不适。因此，需要正确使用热水袋和冰袋。

3. 用物准备好后，携至患儿床边，告知患儿家长有关注意事项及配合要点以便家长理解，并能配合操作。

4. 拭浴结束后，注意为患儿保暖，整理用物，30 分钟后测量体温并记录。

【相关知识】

1. 目的　主要通过蒸发或传导作用，来增加机体散热，利于高热患者降温。

2. 方法　乙醇或温水拭浴法（表 3-9）。

表 3-9　乙醇或温水拭浴法

步骤	内容	技术要求
评估	1. 患者的体温、病情、意识状态、诊断、治疗、生活习惯、医嘱要求等 2. 局部皮肤及黏膜的循环、感觉、出血、淤血等情况，有无开放性伤口 3. 有无乙醇及冷过敏史，有无感觉障碍	
计划	1. 护士：服装整洁，修剪指甲，洗手，戴口罩 2. 患者：了解乙醇或温水拭浴的相关知识、配合要点，排空大小便等 3. 用物：①乙醇擦浴，备 25%~35% 的乙醇 200~300ml，温度 32~34℃；②温水擦浴，备 32~34℃ 温水，量为拭浴盆的 2/3 满；③大浴巾、小毛巾 2 块、热水袋及布套、冰袋及布套、清洁衣裤、便盆、屏风 4. 环境：温湿度适宜，关闭门窗，用屏风或拉帘遮挡	婴幼儿、对乙醇过敏的患者可选用温水拭浴

续表

步骤	内容	技术要求
实施	安置体位	协助患者取舒适体位
	冰袋放于额头部	防止头部充血引起不适
	热水袋放于足底部	加快血液循环，利于散热
	拍拭一侧上肢	脱上衣，暴露一侧上肢，垫毛巾，依次拍拭颈外侧→肩部→上臂外侧→前臂外侧→手背
		拍拭侧胸→腋窝→上臂内侧→肘窝→前臂内侧→手掌
	拍拭对侧上肢	同法拍拭另一侧上肢
	拍拭背部	拍拭背部，换清洁上衣
	拍拭一侧下肢	脱裤，暴露一侧下肢，垫大毛巾
		拍拭髂骨→下肢外侧→足背
		拍拭腹股沟→下肢内侧→内踝
		拍拭股下→下肢后侧→腘窝→足跟
	拍拭对侧下肢	同法拍拭另一侧下肢
	撤热水袋，整理用物	
	撤下冰袋	30分钟后测量体温，体温降至39℃以下撤去冰袋
	记录体温	在体温单上绘制物理降温后的体温
评价	1. 护士操作时动作轻稳、方法正确，能正确运用节力原则	操作规范，熟练有序，患者沟通合理有效，解释符合临床实际，体现人文关怀
	2. 患者了解乙醇或温水拭浴相关知识，能主动配合	
	3. 操作正确有效，30分钟后体温下降	
	4. 患者皮肤表面无发红、苍白、出血点及感觉异常	

实践 3-10　各种注射方法

一、实 训 目 标

1. 能遵循药疗原则、注射原则，根据药物特性，遵医嘱为患者准备药品，合理指导患者服用药物。

2. 能根据医嘱，合理选择注射部位，正确实施各类注射给药法。

3. 形成严格的无菌观念，操作过程中严格遵守注射原则，规范遵医嘱行为。

二、方 法 设 计

1. 教师逐项规范示教各种注射给药的实训操作环节，动作准确，并组织学生横向比较各种注射方法的异同点。

2. 学生分组练习，建议 3~4 人一组，每组一套操作用物。

3. 仿真与模拟训练。先运用护理模拟人进行仿真训练，手法准确、操作细节清晰后，小组成员轮流担任"患者"和"护士"，相互进行各种注射法的训练；训练过程中相互评价，及时提醒同伴操作中存在的问题，并指导、矫正，回顾性填写实验报告及体验报告。

4. 进一步强化训练，不断提高动作的准确、熟练、规范、轻巧度；侧重训练"护士"对"患者"的关心、爱护；注重学生团队协作能力的培养。

5. 技能考核，所有学生逐一完成皮内注射、肌内注射和静脉注射的考核。

三、实训流程及考核

【案例介绍 1】

患者，男性，26 岁。因转移性右下腹疼痛 1 天急诊入院。入院诊断：急性化脓性阑尾炎。查体：T 38.5℃，P 92 次/分，R 24 次/分，BP 114/82mmHg，右下腹有明显的压痛、反跳痛，腹肌紧张。立即在硬膜外麻醉下行阑尾切除术。术后医嘱：青霉素抗感染治疗，给予青霉素药物过敏试验。请问：作为他的责任护士，你应如何为患者实施青霉素药物过敏试验？

【工作任务分析 1】

1. 根据医嘱，患者需要用青霉素消炎治疗，用药前必须对患者实施青霉素过敏试验。

2. 试验前护士应详细询问"三史"：过敏史、用药史和家族史，评估患者的一般状况和局部皮肤情况，根据时间询问是否进食，如空腹最好摄食一些食物。让患者保持舒适体位，身心平静。

3. 在用物准备中备好抢救用物及药品，随时准备抢救青霉素过敏性休克的患者。

4. 皮试后 20 分钟观察结果，并将结果正确记录在相应位置。

【相关知识 1】

1. 定义　将少量无菌药液注入表皮和真皮之间的方法为皮内注射。

2. 目的

（1）药物过敏试验，以观察患者有无过敏反应。

（2）用于预防接种，如卡介苗注射。

（3）局部麻醉的先驱步骤。

3. 方法　皮内注射法（青霉素过敏试验）（表 3-10）。

表 3-10　皮内注射法（青霉素过敏试验）

项目	内容	技术要求	分值	得分
评估 10 分	环境评估	• 病室是否整洁、宽敞、光线是否明亮、温湿度是否适宜	2	
	用物评估	• 评估注射用物的灭菌时间、灭菌效果 • 检验药物的质量、批号	2	
	患者评估	• 评估患者的病情、治疗情况、是否空腹状态 • 询问过敏史、用药史、家族史 • 评估注射部位皮肤有无红肿、硬结、瘢痕 • 评估患者的心理状态，对治疗的认识和态度	4	

续表

项目	内容	技术要求	分值	得分
评估 10分	护士评估	• 着装是否整齐 • 是否了解用药目的	2	
计划 10分	护士准备	• 着装整齐、修剪指甲、洗手（七步洗手法）、戴口罩	3	
	患者准备	• 明确皮内注射的目的，同意配合 • 体位舒适，注射部位皮肤无红肿、硬结、瘢痕	2	
	用物准备	• 用物齐全，摆放科学合理 • 符合皮内注射要求 • 药品、无菌物品符合要求	3	
	环境准备	• 病室整洁、安静、安全	2	
实施 65分	配皮试液	• 铺无菌盘	1	
		• 核对检查药物（三查七对）	2	
		• 去密封瓶铝盖、消毒瓶塞	1	
		• 消毒安瓿、锯痕、去屑、打开	2	
		• 检查注射器包装、打开，取出注射器	1	
		• 调针头斜面、抽吸准确剂量的生理盐水，注入密封瓶内、摇匀	3	
		• 取1ml注射器，检查包装、打开，取出注射器	1	
		• 自密封瓶内抽取准确剂量的药液，加生理盐水，逐步稀释成标准浓度 　的皮试液，放无菌盘内备用	5	
	核对解释	• 携用物至床边核对床号、姓名，再次询问"三史" • 向患者解释目的及配合要求	4 2	
	选择部位	• 选择合适的注射部位（前臂掌侧下段）	3	
	消毒皮肤	• 用70%乙醇消毒皮肤，待干	2	
	核对排气	• 再次核对药物并排尽空气	4	
	进针推药	• 左手绷紧皮肤，针尖斜面向上，与皮肤成5°进针 • 针尖斜面完全刺入皮内后，固定针栓 • 推入药液0.1ml局部隆起半球状皮丘，皮肤变白并显露毛孔（图3-25）	5 5 5	
	拔针指导	• 注射完毕，迅速拔出针头 • 再次查对 • 安置患者舒适卧位，整理用物 • 告知有关注意事项	2 3 3 3	
	观察记录	• 20分钟后观察结果，做出判断（口述判断标准） • 洗手，记录皮试结果	4 4	
评价 15分	操作方法	• 程序正确，动作规范、操作熟练	4	
	操作效果	• 无菌观念强，查对严格 • 剂量准确，皮丘标准	5 4	
	操作态度	• 态度严谨、和蔼，与患者沟通良好	2	
	总分		100	

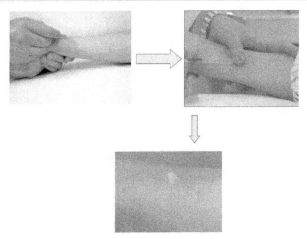

图 3-25 皮内注射

【案例介绍 2】

患者，男性，64 岁。1 年前诊断为糖尿病，今晨空腹血糖 12.3mmol/L，尿糖（++）。医嘱：胰岛素 4U 皮下注射。请问：作为他的责任护士，你应如何为患者进行皮下注射操作？

【工作任务分析 2】

1. 根据医嘱和药物特性，为患者进行皮下注射方法给药。

2. 评估患者的一般状况和局部皮肤情况，注射部位应该没有瘢痕、硬结、发炎和皮肤病等情况，患者保持舒适体位，身心平静。

3. 如果患者需要长期进行胰岛素注射，应该有计划安排注射部位，保护注射部位的皮肤。

【相关知识 2】

1. 定义　将少量的无菌药液或生物制剂注入皮下组织的方法为皮下注射。

2. 目的

（1）小剂量给药，用于不能口服（如昏迷）或不宜口服给药（如胰岛素注射液）而需要缓慢吸收发生药效时。

（2）局部麻醉用药。

（3）预防接种。

3. 方法　皮下注射法。

【案例介绍 3】

患者，女性，45 岁。胃大部切除术后 8 小时，自述"切口疼痛难忍"。查体：T 38.2℃，P 108 次/分，R 20 次/分，BP 108/92mmHg；切口敷料包扎完好，无渗出；腹部无明显阳性体征。医嘱：盐酸哌替啶 50mg 肌内注射。请问：作为她的责任护士，你应如何为患者进行肌内注射操作？

【工作任务分析 3】

1. 根据医嘱和药物特性，为患者进行肌内注射方法给药。

2. 评估患者的一般状况和局部皮肤情况，应避开大血管和神经经过的部位，注射部位应该没有瘢痕、硬结、发炎和皮肤病等情况，患者保持舒适体位，身心平静。

3. 选择注射部位，并进行正确的定位，肌内注射常选用臀部注射，应正确进行臀大肌注射定位，其次可选择上臂三角肌注射和股外侧肌注射。

【相关知识 3】

1. 定义　将一定量的无菌药液注入骨骼肌组织内的方法称为肌内注射。

2. 目的

（1）用于迅速发生疗效，又不宜或不能口服、皮下注射、静脉注射的药物。

（2）用于药量较大或刺激性较强的药物。

3. 方法　皮下、肌内注射法（表 3-11）。

表 3-11　皮下、肌内注射

项目	内容	技术要求	分值	得分
评估 10分	环境评估	• 病室是否整洁、宽敞、光线是否明亮、温湿度是否适宜	2	
	用物评估	• 评估注射用物的灭菌时间、灭菌效果 • 检查药物的质量、批号	2	
	患者评估	• 评估患者的病情、治疗情况 • 评估注射部位皮肤有无红肿、硬结、瘢痕和皮肤病 • 评估患者的心理状态，对治疗的认识和态度	4	
	护士评估	• 着装是否整齐 • 是否了解用药目的	2	
计划 10分	护士准备	• 着装整齐、修剪指甲、洗手（七步洗手法）、戴口罩	3	
	患者准备	• 明确皮下注射的目的，同意配合 • 体位舒适，注射部位皮肤无红肿、硬结、瘢痕和皮肤病	2	
	用物准备	• 用物齐全，摆放科学合理 • 符合皮下注射、肌内注射要求 • 药品、无菌物品符合要求	3	
	环境准备	• 病室整洁、安静、安全	2	
实施 65分	抽取药物	• 铺无菌盘	2	
		• 核对检查药物	2	
		• 消毒安瓿、锯痕、去屑、打开	3	
		• 检查注射器包装、打开，取出注射器	1	
		• 调针头斜面，抽吸药液，排气	5	
		• 再次查对	2	
		• 安瓿套针头上，置无菌盘内备用	2	
	核对解释	• 备齐用物携至床旁，核对床号、姓名	3	
		• 向患者解释目的及配合要求	3	
	选择部位	• 选择注射部位（皮下注射以上臂三角肌下缘或腹部为主，肌内注射以臀大肌和上臂三角肌为主，幼儿以臀中肌、臀小肌为主）	5	

续表

项目	内容	技术要求	分值	得分
实施 65分	消毒皮肤	• 常规消毒皮肤，待干	3	
	核对排气	• 再次核对药物并排尽空气	4	
	进针推药	• 一手绷紧皮肤，皮下注射针尖斜面与皮肤成30°～40°（图3-26） （肌内注射针头与皮肤成90°）快速刺入针梗的2/3	5	
		• 固定针栓，抽吸无回血（图3-24）	4	
		• 缓慢推药	3	
	拔针观察	• 注射完毕，用无菌干棉签按压，迅速拔出针头	3	
		• 再次查对	3	
	整理记录	• 安置患者舒适卧位	3	
		• 整理床单位、整理用物	2	
		• 洗手，记录	4	
	健康指导	• 根据病情进行健康指导	3	
		• 告知注意事项		
评价 15分	操作方法	• 程序正确，动作规范、操作熟练	4	
	操作效果	• 无菌观念强，查对严格、剂量准确	6	
		• 患者痛感较小，对操作满意	2	
	操作态度	• 态度严谨、和蔼，与患者沟通良好	3	
	总分		100	

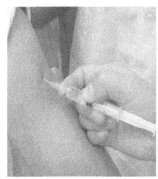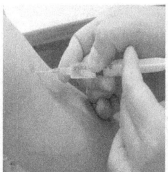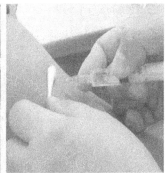

图3-26　皮下注射

【案例介绍4】

患者，女性，15岁。因未进食早餐而突致头晕、心悸。患者面色苍白，四肢湿冷。查体：BP 95/60mmHg，P 105 次/分，R 22 次/分，快速血糖检测为 2.8mmol/L。医嘱：50%葡萄糖溶液 20ml 静脉注射。请问：作为她的责任护士，你应如何为患者进行静脉注射操作？

【工作任务分析4】

1. 患者出现低血糖休克症状，需快速补充能量，所以选择给药的方式以最快发生药效的静脉注射法为最佳。

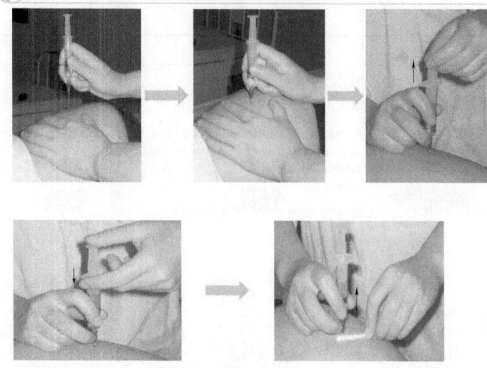

图 3-27　肌内注射

2. 静脉注射常选择上肢周围静脉，遵循从远心端向近心端选择血管的原则，一般选择手背静脉或肘部的正中静脉、贵要静脉和头静脉注射。

3. 评估患者的局部皮肤情况，注射部位应该没有瘢痕、硬结、发炎和皮肤病等情况，患者保持舒适体位。

【相关知识 4】

1. 定义　静脉注射是将一定量的无菌药液注入静脉的方法。

2. 目的

（1）药物不宜口服、皮下或肌内注射，又需要迅速发生药效时，可选择静脉注射法。

（2）由静脉注入某些药物，用于协助临床诊断。

（3）用于静脉输液、输血或静脉营养治疗。

3. 方法　静脉注射（表 3-12）。

表 3-12　静脉注射

项目	内容	技术要求	分值	得分
评估 10分	环境评估	• 病室是否整洁、宽敞、光线是否明亮、温湿度是否适宜	2	
	用物评估	• 评估注射用物的灭菌时间、灭菌效果 • 检查药物的质量、批号	2	
	患者评估	• 评估患者的病情、治疗情况 • 评估注射部位皮肤有无红肿、硬结、瘢痕 • 评估患者的心理状态，对治疗的认识和态度	4	

续表

项目	内容	技术要求	分值	得分
评估 10分	护士评估	• 着装是否整齐 • 是否了解用药目的	2	
计划 10分	护士准备	• 着装整齐、修剪指甲、洗手（七步洗手法）、戴口罩	3	
	患者准备	• 明确静脉注射的目的，同意配合 • 体位舒适，注射部位皮肤无红肿、硬结、瘢痕及皮肤病	2	
	用物准备	• 用物齐全，摆放科学合理 • 符合静脉注射要求 • 药品、无菌物品符合要求	3	
	环境准备	• 病室整洁、安静、安全	2	
实施 65分	抽取药物	• 铺无菌盘	2	
		• 核对检查药物	2	
		• 消毒安瓿、锯痕、去屑、打开	3	
		• 检查注射器包装、打开，取出注射器	1	
		• 调针头斜面，抽吸药液，排气	3	
		• 再次查对（三查七对）	2	
		• 安瓿套针头上，置无菌盘内备用	2	
	核对解释	• 备齐用物携至床旁，核对床号、姓名	2	
		• 向患者解释目的及配合要求	3	
	选择静脉	• 选择合适的静脉，避开关节及静脉瓣	3	
		• 对长期静脉用药的患者，有计划地自远心端到近心端选择血管（口述）	3	
		• 在穿刺部位的肢体下放置小垫枕	1	
		• 如采用头皮针，应备好胶布（口述）	2	
	扎止血带	• 在穿刺部位上方（近心端）约6cm处扎紧止血带	2	
		• 上肢注射时嘱患者握拳	2	
	消毒皮肤	• 消毒皮肤，待干	3	
	核对排气	• 再次核对药物，排尽空气	3	
	穿刺静脉	• 一手绷紧静脉下端的皮肤，固定血管	2	
		• 一手持注射器（或头皮针针柄），针尖斜面向上，与皮肤成15°～30°（图3-28）	2	
		• 自静脉上方或侧方刺入皮下，再沿静脉走向潜行刺入静脉，见回血，再顺静脉进针少许	4	
	两松固定	• 松开止血带，嘱患者松拳，固定针头	2	
	注药观察	• 抽回血确定针头在静脉内	2	
		• 缓慢注入药液，随时听取患者主诉，观察局部情况	3	
	拔针按压	• 注射毕，将无菌干棉签放于穿刺点上方，快速拔出针头，按压片刻，或嘱患者屈肘	2	

续表

项目	内容	技术要求	分值	得分
实施 65分	整理记录	• 再次查对	2	
		• 协助患者取舒适卧位，整理床单位，清理用物	2	
		• 洗手，记录	2	
	健康指导	• 根据病情进行健康指导	3	
		• 告知注意事项		
评价 15分	操作方法	• 程序正确、动作规范、操作熟练	3	
	操作效果	• 无菌观念强，查对严格、剂量准确，一次穿刺成功	7	
		• 患者痛感较小，对操作满意	2	
	操作态度	• 态度严谨、和蔼，与患者沟通良好	3	
总分			100	

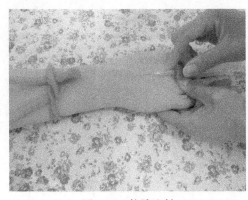

图 3-28　静脉注射

实践 3-11　密闭式周围静脉输液法

一、实 训 目 标

1. 掌握静脉输液的相关知识，包括静脉输液的目的、注意事项、输液速度的调节原则及计算方法、输液故障的处理、输液反应的观察及预防处理措施。

2. 能正确熟练完成密闭式周围静脉输液的操作，并能正确处理输液过程中的常见故障。

3. 能够严格遵守无菌操作原则和查对制度，具有严谨、慎独的工作态度。

二、方 法 设 计

1. 教师分步骤示教密闭式静脉输液操作技术，强调细节。

2. 学生分组练习，建议 3～4 人一组，每组一套操作用物。

3. 仿真与模拟训练。先运用护理模拟人进行仿真训练，教师随时指导，纠正不正确的操作，对共性的问题进行集中讨论。

4. 程序熟练、手法正确、细节清晰后，小组成员轮流担任"患者"和"护士"，实施真实的静脉输液操作，进一步强化训练，侧重训练"护士"对"患者"的关心、爱护，注重学生团队协作能力的培养，回顾性填写实验报告及体验报告。

5. 技能考核，所有学生逐一完成密闭式静脉输液的技能考核。

三、实训流程及考核

【案例介绍】

患者，男性，32 岁，建筑工人，工作时不慎从距地面 10m 高处坠落，急诊入院。检查发现左侧臀部及大腿中段明显肿胀、出血，不能站立，神志尚清，面色苍白，BP 95/55mmHg，P 104 次/分，初步诊断为左下肢开放性损伤、失血性休克。立即进行静脉输液，同时做好手术准备，备血。

【工作任务分析】

1. 患者因开放性损伤、出血，出现了失血性休克。为迅速补充有效循环血量，争取抢救时间，需要立即进行静脉输液。

2. 患者为青年男性，体力劳动者，周围静脉的注射条件较好，可直接采取周围静脉输液。

3. 因患者为突发意外损伤，损伤情况不完全清楚，在输液过程中必须密切观察病情，以便发现病情的变化，及时处理。

4. 输液完毕，需正确处理用物。

【相关知识】

1. 定义　静脉输液是利用大气压和液体静压原理，将一定量的无菌药液直接输入人体静脉的方法。

2. 目的

（1）补充水分和电解质，维持酸碱平衡。

（2）补充血容量，增加循环血量，维持血压，改善微循环。

（3）输入药物，治疗疾病。

（4）补充营养，供给热量，促进组织修复，维持正氮平衡。

（5）输入脱水药，降低颅内压，达到利尿消肿的目的。

3. 方法　密闭式静脉输液法（表 3-13）。

表 3-13　密闭式静脉输液法

项目	内容	技术要求	分值	得分
评估 10分	环境评估	• 病室是否整洁、宽敞、光线是否明亮、温湿度是否适宜	2	
	用物评估	• 评估输液用物的灭菌时间、灭菌效果 • 检查液体和药物的质量、批号、有效期	2	
	患者评估	• 评估患者的病情、治疗情况 • 评估输液部位皮肤及静脉情况有无红肿、硬结、瘢痕及皮肤病 • 评估患者的心理状态，对治疗的认识和态度	4	
	护士评估	• 着装是否整齐 • 是否了解用药目的	2	

续表

项目	内容	技术要求	分值	得分
计划 10分	护士准备	• 着装整齐、修剪指甲、洗手（七步洗手法）、戴口罩	3	
	患者准备	• 明确输液目的，同意配合	2	
		• 注射部位皮肤无红肿、硬结、瘢痕，无静脉炎症		
	用物准备	• 用物齐全，摆放科学合理	3	
		• 符合静脉输液的要求		
		• 液体、药品、无菌物品符合要求		
		• 备输液架		
	环境准备	• 病室整洁、安静、安全	2	
实施 65分	核对检查	• 核对医嘱、输液卡和瓶贴	1	
		• 核对药液标签，即药名、浓度、剂量（口述）	2	
		• 对光倒置检查药液质量	1	
		• 在药液标签旁倒贴瓶贴	1	
	准备药液	• 启瓶盖，套瓶套	2	
		• 棉签蘸消毒液消毒瓶塞至瓶颈	2	
		• 将药瓶置治疗车一侧，消毒液待干	1	
		• 检查输液器包装、有效期与质量，打开输液器包装	2	
		• 关闭调节夹，旋紧头皮针连接处	2	
		• 将被针头插入瓶塞至根部，将排气管固定于瓶套上，输液器套在药瓶上	2	
	核对排气	• 用物携至床边，再次核对患者	2	
		• 液体瓶挂输液架上，备输液贴或胶布	2	
		• 排气（图3-29）	4	
	选择血管	• 选择合适静脉，穿刺部位下垫小枕	2	
		• 在穿刺点上6cm处扎止血带	2	
		• 嘱患者握拳	1	
	消毒穿刺	• 消毒穿刺部位皮肤，待干	2	
		• 再次排气	2	
		• 一手绷紧静脉下端的皮肤，固定血管	2	
		• 一手持针柄，针头与皮肤成15°~30°自静脉上方或侧方刺入皮下，再沿静脉走向潜行刺入静脉，见回血，再顺静脉进针少许	5	
	固定针头	• 松止血带，嘱患者松拳，松调节开器	2	
		• 观察液体输入通畅后固定针头（图3-30）	2	

续表

项目	内容	技术要求	分值	得分
实施 65分	调节滴速	• 根据情况调节滴速	3	
		• 再次核对、记录、签名	3	
	整理指导	• 协助患者躺卧舒适、整理床单位	2	
		• 告知输液的注意事项，呼叫器放于易取处	3	
		• 用物分类处理	2	
	巡视换药	• 观察穿刺部位有无肿胀、疼痛	4	
		• 观察滴管内液体高度、滴速		
		• 及时更换药液		
	拔针记录	• 输液完毕、及时拔针、按压针眼	2	
		• 记录输液情况	2	
评价 15分	操作方法	• 程序正确，操作规范、熟练	5	
		• 一次排气成功		
	操作效果	• 无菌概念强，查对认真	7	
		• 一次穿刺成功，液体滴入通畅		
		• 穿刺部位无肿胀、疼痛		
	操作态度	• 态度严谨、和蔼，与患者沟通良好	3	
	总分		100	

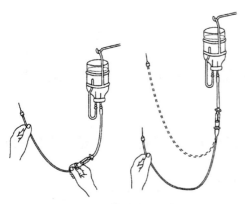

图 3-29 静脉输液排气

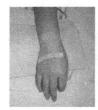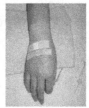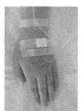

图 3-30 静脉输液针头固定

实践 3-12　鼻　饲　法

一、实训目标

1. 掌握相关理论知识，包括鼻饲法的目的及注意事项。

2. 能正确熟练完成鼻饲法的操作。

3. 在操作过程中，动作轻柔、规范，尊重、体贴患者。

二、方法设计

1. 以案例为引导，以任务为载体，使课堂教学与临床实践一体化。

2. 教师以完成工作任务为线索，演示鼻饲法操作，强调动作准确、规范。

3. 学生分组练习，建议 3～4 人一组，每组一套操作用物。

4. 抽查小组回示操作，进行小组讨论，矫正错误操作，并针对共性问题重点讨论，以强化对相关知识的掌握。

5. 强化训练，在掌握基本操作动作的基础上，强化操作程序的流程，动作准确规范。

6. 技能考核，以小组为单位进行技能考核，加强实训的有效性，提高学生的团队合作能力。

三、实训流程及考核

【案例介绍】

患者，男性，68 岁，退休教师。因高热 3 天、咳嗽、咳痰、憋喘就诊。经检查诊断支气管炎、肺气肿。入院后第 2 天，体温高达 39.5℃，患者出现喘息，进而神志不清、呼吸困难，转入 ICU 病房进行治疗。患者行气管插管辅助呼吸，不能经口进食。

【工作任务分析】

1. 该患者行气管插管辅助呼吸，不能经口进食，需通过鼻饲给予营养支持。

2. 根据患者的情况，选择粗细适当的鼻饲管进行插管。

3. 由于该患者高热，热量消耗高，需准备高蛋白、高热量饮食，以满足患者的营养需要。

【相关知识】

1. 定义　将胃管经一侧鼻腔插入胃内，从胃管内注入流质食物、营养液、水分和药物的方法。

2. 目的　经胃管供给食物营养液和药物以维持患者的营养和治疗。

3. 方法　鼻饲法（表 3-14）。

表 3-14　鼻饲法

项目	内容	技术要求	分值	得分
评估 10 分	评估环境	• 病室是否整洁、宽敞 • 温湿度是否适宜	2	

续表

项目	内容	技术要求	分值	得分
评估 10分	用物评估	• 鼻饲用物是否齐全 • 是否符合患者的病情	2	
	患者评估	• 营养状况、心理状态 • 对鼻饲的了解程度	4	
	护士评估	• 着装是否整齐 • 是否了解鼻饲护理目的	2	
计划 10分	护士准备	• 修剪指甲、洗手、戴口罩	3	
	患者准备	• 向患者解释操作目的、意义	2	
	用物准备	• 用物齐全，摆放科学合理	3	
	环境准备	• 病室整洁、安静、安全，温、湿度适宜	2	
实施 65分	备物解释	• 备齐用物、携至床旁	2	
		• 核对患者并解释	2	
	协助卧位	• 根据病情，帮助患者取坐位、半坐卧位或仰卧位	2	
		• 昏迷患者取去枕仰卧位，头向后仰	2	
		• 铺治疗巾于患者颌下	1	
		• 弯盘置于患者口角旁	2	
		• 准备胶布	1	
		• 观察鼻腔，选择通畅一侧，用湿棉签清洁鼻腔	2	
	测长标记	• 打开鼻饲包	2	
		• 取出胃管，注入少量空气	2	
		• 测量插管长度，并做标记或参照胃管上的刻度	2	
	润管插入	• 用液状石蜡油润滑胃管前端10~20cm	1	
		• 一手持纱布托住胃管，一手持镊子夹住胃管前端沿一侧鼻孔先稍向 上平行，再向后下缓缓插入（图3-31）	3	
		• 清醒患者插入至10~15cm（咽喉部）时，嘱患者做吞咽动作，顺势 将胃管插入胃内	2	
		• 昏迷患者插入至10~15cm（咽喉部）时，将患者头托起使下颌靠近 胸骨柄，顺势将胃管插入胃内	2	
	验证固定	• 胃管插入至预定长度，验证胃管在胃内	5	
		• 用胶布固定胃管于鼻翼及面颊部	2	
	灌注食物	• 先注入少量温开水，然后灌注流质饮食或药物，再注入少量温开水 （图3-32）	3	
		• 一次鼻饲量不超过200ml，时间间隔不少于2小时	2	
		• 药物应研碎充分溶解后注入	1	
	反折固定	• 反折胃管末端并用纱布包好	2	
		• 用别针固定于患者衣领、大单或枕旁	2	
	整理记录	• 协助患者清洁口、鼻腔	1	
		• 嘱患者维持原卧位20~30分钟	2	
		• 整理床单位	1	
		• 清洗注食器，放入治疗盘内，用纱布盖好备用	2	
		• 洗手，记录	1	

续表

项目	内容	技术要求	分值	得分
实施 65分	拔管擦拭	• 核对后将弯盘置于患者颌下，夹紧胃管末端置于弯盘内，揭去胶布	2	
		• 用纱布包裹近鼻孔处胃管，嘱患者深呼吸，在患者呼气时，一手反折胃管拔出，边拔管边用纱布擦拭胃管，到咽喉处迅速拔出	4	
		• 包住拔出的胃管置于弯盘内	1	
		• 清洁患者口鼻及面部，擦去胶布痕迹	2	
		• 协助患者漱口或做口腔护理	1	
	整理记录	• 协助患者取舒适卧位	3	
		• 清理用物，整理床单位		
		• 洗手，记录		
评价 15分	操作方法	• 程序正确，动作规范，操作熟练	5	
	操作效果	• 插管正确，动作规范，正确灌注流质饮食或药物	5	
	鼻饲效果	• 正确给予营养支持或药物治疗	5	
	总分		100	

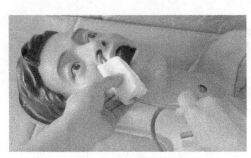

图 3-31　鼻饲法插胃管

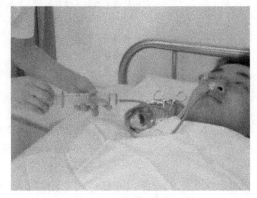

图 3-32　鼻饲法灌鼻饲液

实践 3-13　女患者导尿术

一、实训目标

1. 掌握相关理论知识，包括排尿活动和尿液性状的评估、导尿术的目的及注意事项。
2. 能正确熟练完成女患者导尿术的操作。
3. 在操作过程中，注意保护患者隐私、体贴爱护患者。

二、方法设计

1. 以案例为引导，以任务为载体，采取"学做一体"的教学方法。
2. 以完成工作任务为目标。教师用模型演示女患者导尿的操作，强调要点。
3. 学生分组练习。建议 2～3 人一组，每组一套操作用物，教师指导学生练习，矫正操作中错误的手法。

4. 强化训练。在掌握基本操作基础上，以小组为单位、反复强化训练，强化程序的流畅、动作的准确规范。

5. 技能考核，以小组为单位进行女患者导尿操作的考核。

三、实训流程及考核

【案例介绍】

患者，女性，27 岁。胆囊手术后 8 小时未排尿，患者烦躁不安，自述下腹胀痛难忍，有尿意，但排尿困难。护理体检：耻骨联合上膨隆，可触及囊性包块。须为该患者解决排尿困难的痛苦。

【工作任务分析】

1. 根据患者术后 8 小时未排尿，自诉下腹胀痛难忍、有尿意，体查耻骨联合上膨隆，可触及囊性包块等情况，可以判断该患者出现了手术后尿潴留。

2. 按照尿潴留的护理方法对患者进行心理疏导，注意排尿环境隐蔽性，帮助患者采取合适姿势，诱导排尿等措施。

3. 如上述措施无效，应采取导尿的措施，以解除患者排尿困难的痛苦。

【相关知识】

1. 定义　导尿术是指在严格无菌操作下，用导尿管经尿道插入膀胱引流尿液的方法。

2. 目的

（1）为尿潴留患者解除痛苦；使尿失禁患者保持会阴清洁干燥。

（2）协助临床诊断：如收集无菌尿标本做细菌培养；检查膀胱功能，测量膀胱容量、压力及残余尿量；进行尿道或膀胱造影。

（3）治疗膀胱和尿道疾病，对膀胱肿瘤患者进行膀胱内化疗。

3. 方法　女患者导尿术（表 3-15）。

表 3-15　女患者导尿术

项目	内容	技术要求	分值	得分
素质要求 8 分	环境评估	• 病史是否整洁、宽敞	3	
		• 温湿度是否适宜	3	
		• 病室内是否有异性家属	2	
	用物评估	• 导尿用物是否齐全		
	患者评估	• 患者的病情、意识状态		
		• 患者膀胱充盈程度及会阴部皮肤黏膜状况		
		• 患者的心理状态，对导尿的认知及合作状态		
	护士评估	• 着装是否整齐		
		• 是否了解导尿目的		
计划 8 分	护士准备	• 修剪指甲，洗手，戴口罩	3	
	患者准备	• 患者理解该项操作，并愿意合作	1	
	环境准备	• 病室整洁，安静，安全，能保护患者隐私	2	

项目	内容	技术要求	分值	得分
计划 8分	物品准备	• 用物齐全，置于治疗车上，检查灭菌日期	2	
实施 74分	核对解释	• 携用物至床旁，核对床号、姓名并做好解释工作	3	
	清洗外阴	• 关闭门窗，用屏风遮挡患者	1	
		• 能自理者并嘱患者清洗，重症或不能起床者协助清洗	1	
	安置卧位	• 护士站在患者的右侧	1	
		• 帮助患者脱去对侧裤腿，盖在近侧腿上，并盖上浴巾	1	
		• 对侧腿用盖被遮盖	1	
		• 患者取屈膝仰卧位，两腿略外展，露出外阴	1	
		• 将小橡胶单和治疗巾或一次性尿垫垫于患者臀下	2	
	首次消毒	• 弯盘置于近会阴处，治疗碗置于弯盘后	4	
		• 左手戴手套或指套	1	
		• 右手持血管钳夹消毒液棉球消毒阴阜	1	
		• 消毒大阴唇	2	
		• 以左手分开大阴唇，消毒小阴唇、尿道口，顺序为由外向内，自上而下，先对侧再近侧，每只棉球限用一次	3	
		• 将污棉球置弯盘内	1	
		• 脱下手套放于弯盘内，将弯盘与治疗碗放于治疗车下层	2	
	开包倒液	• 打开导尿包，将包置于患者两腿之间打开	3	
		• 用无菌持物钳摆放弯盘，放好小药杯，取消毒液倒于小药杯内	3	
	戴手套	• 戴无菌手套	4	
	铺洞巾	• 铺洞巾，使洞巾和导尿包内层包布形成一无菌区	3	
		• 嘱患者保持体位	1	
		• 将弯盘与小药杯置于患者会阴部近侧	1	
		• 用液状石蜡棉球润滑导尿管前端	2	
	再次消毒	• 左手分开并固定小阴唇	1	
		• 右手用血管钳夹消毒棉球、消毒尿道口，双侧小阴唇，尿道口（顺序为由内向外，自上而下，先对侧再近侧，每只棉球限用一次）	4	
		• 污棉球、小药杯放于弯盘内，用血管钳将弯盘移至床尾	2	
	插导尿管	• 左手持续固定小阴唇，右手将另一无菌弯盘置于近会阴处	1	
		• 持血管钳夹导尿管前端，轻轻插入尿道 4～6cm	6	
		• 见尿液流出后再插入 1cm（图3-33）	1	
	引流尿液	• 松开左手，下移固定导尿管，将尿液引流入弯盘内	2	
		• 若需作尿培养用无菌标本瓶接取中段尿液 5ml，盖好盖子，放于合适处	2	
		• 弯盘盛满尿液后，夹住导尿管末端，将尿液倒入便器内	3	
	拔管整理	• 导尿毕，拔出导尿管，撤下洞巾，擦净外阴	2	
		• 脱去手套，置弯盘内，将用物放于治疗车下层	2	
		• 协助患者穿衣裤，整理床单位	2	
		• 清理用物，撤去屏风打开门窗	1	
	记录	• 做好记录，尿标本贴好标签，送检，推治疗车离开病室	2	

续表

项目	内容	技术要求	分值	得分
评价 10分	操作方法	• 程序正确，动作规范，操作熟练	4	
	操作效果	• 无污染，插管一次成功，引出尿液	4	
	护患沟通	• 解释合理、有效，患者感到满意	2	
	总分		100	

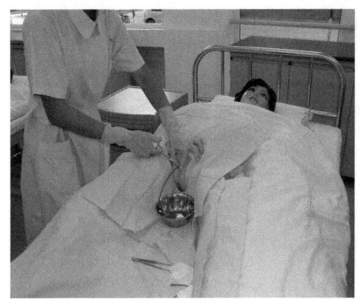

图 3-31　女患者导尿术

实践 3-14　大量不保留灌肠法

一、实 训 目 标

1. 掌握相关理论知识，包括排便活动及粪便性状的评估、各种灌肠术的目的及注意事项。

2. 能正确熟练完成大量不保留灌肠的操作。

3. 能为排便异常的患者选择适宜的护理措施。

4. 在操作过程中，注意保护患者隐私，体贴、爱护患者。

二、方 法 设 计

1. 以案例为引导，以任务为载体，采取"学做一体"的教学方法。

2. 以完成工作任务为目标，教师用模型演示大量不保留灌肠的操作，强调操作要点。

3. 学生分组练习。建议 2~3 人一组，每组一套操作用物，教师指导学生练习，矫正操作中错误的手法。

4. 强化训练。在掌握基本操作基础上，以小组为单位，反复强化训练，强化程序的流畅、动作的准确规范。

5. 技能考核，以小组为单位，进行完成大量不保留灌肠操作的考核。

三、实训流程及考核

【案例介绍】

患者，男性，19岁。骑自行车不慎摔伤急诊入院，诊断为右侧胫腓骨骨折，给予石膏固定。近3天来患者一直未排大便，自诉腹部胀痛、食欲不佳、乏力，触诊腹部较硬实且紧张，肛诊可触及粪块。

【工作任务分析】

1. 患者因骨折行石膏固定导致活动受限，现已3天未排大便，且诉腹部胀痛不适、食欲不佳，腹部触诊较硬，肛诊可触及粪块。根据这些情况分析，该患者出现了便秘。

2. 为帮助患者排便，可协助患者适当进行床上活动，抬高床头或协助患者坐起排便，作腹部按摩或针灸，以促进肠蠕动，也可采用开塞露等简易通便剂通便，以促进患者排便。

3. 如果上述方法无效，则根据医嘱作大量不保留灌肠，促进排便，解除患者便秘的痛苦。

【相关知识】

1. 定义　灌肠是将一定量的液体由肛门经直肠灌入结肠，以帮助患者清洁肠道、排便、排气或由肠道供给药物，达到确定诊断和治疗的目的。

2. 目的

（1）解除便秘、肠胀气。

（2）清洁肠道，为肠道手术、检查或分娩做准备。

（3）稀释并清除肠道内的有害物质，减轻中毒。

（4）灌入低温液体，为高热患者降温。

3. 方法　大量不保留灌肠法（表3-16）。

表3-16　大量不保留灌肠法

项目	内容	技术要求	分值	得分
评估 8分	环境评估	• 病史是否整洁、宽敞	3	
		• 温湿度是否适宜	3	
		• 病室内是否有异性家属	2	
	用物评估	• 灌肠用物是否齐全		
	患者评估	• 患者的病情、意识状态		
		• 患者便秘情况		
		• 患者的心理状态，对灌肠的认知及合作状态		
	护士评估	• 着装是否整齐		
		• 是否了解灌肠目的		
计划 10分	护士准备	• 修剪指甲，洗手，戴口罩	3	
	患者准备	• 通过护士解释，患者理解该项操作，并愿意合作	2	
	用物准备	• 按医嘱准备灌肠溶液备齐用物，置于治疗车上	3	
	环境准备	• 病室整洁，安静、安全	2	
实施 67分	核对解释	• 推治疗车至患者床旁，核对床号、姓名并做好解释工作，取得合作	3	
		• 关闭门窗，用屏风遮挡患者	2	
		• 嘱患者排尿	1	

续表

项目	内容	技术要求	分值	得分
实施 67 分	安置卧位	• 协助患者取左侧卧位，脱裤至膝部，双腿屈曲，臀部移至床缘	6	
		• 垫橡胶中单和治疗巾于臀下，将浴巾盖于患者身上，臀边放弯盘	4	
	润管排气	• 准备灌肠液，测温（口述）	2	
		• 检查灌肠袋是否完好，夹紧肛管，倒入灌肠液	3	
		• 挂灌肠袋于输液架上，液面距肛门 40~60cm	3	
		• 润滑肛管前端，排净管内空气，夹紧肛管	4	
	插管灌液	• 左手分开臀部，显露肛门，嘱患者深呼吸，右手持肛管轻轻插入 7~10cm（图 3-34）	4	
		• 固定肛管，松开夹子，使溶液缓缓流入	2	
	观察	• 观察筒内液面下降情况及患者反应，如溶液流入受阻，可移动肛管或挤捏肛管及高举灌肠筒使堵塞管孔的粪块脱落	3	
		• 如患者有便意，嘱其深呼吸，放松腹肌或适当降低灌肠筒高度，减慢流速	3	
		• 如患者出现脉速，面色苍白出冷汗，剧烈腹痛，心慌气促，应立即停止灌肠，与医生联系给予处理	3	
	拔出肛管	• 溶液灌完及时夹紧肛管，用卫生纸包住肛管轻轻拔出置入弯盘内	4	
		• 擦净肛门，协助患者取舒适的卧位，嘱其尽量保留 5~10 分钟后再排便	4	
		• 能下床者，协助其如厕排便或提供便器；不能下床者，提供便器，排便后及时取出便器，擦净肛门（口述）	4	
		• 撤去橡胶中单和治疗巾	2	
	整理记录	• 协助患者穿好衣裤，取舒适体位	2	
		• 整理床单位，清理用物	2	
		• 打开门窗通风，撤去屏风	2	
		• 观察大便情况，必要时留取标本送检（口述），记录灌肠结果	4	
评价 15 分	操作方法	• 程序正确，动作规范，操作熟练	5	
	操作效果	• 灌肠效果好，未污染衣服和床单	5	
	护患沟通	• 解释合理、有效，患者感到满意	5	
总分			100	

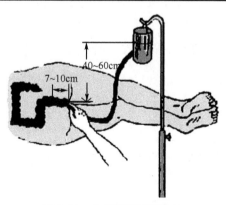

图 3-34　大量不保留灌肠法

实践 3-15　穿脱隔离衣及手的消毒

一、实 训 目 标

1. 熟练掌握隔离的基本概念、隔离原则及操作的注意事项、隔离区域的设置要求、划分标准及隔离措施。

2. 能正确规范实施穿、脱隔离衣及消毒洗手的操作。

3. 能严格遵守隔离基本操作原则，树立隔离观念，养成严谨的操作态度。

二、方 法 设 计

1. 以案例为引导，以任务为载体，按"学做一体"的方式进行实训。

2. 教师演示穿脱隔离衣和消毒洗手的方法，学生同步练习，掌握操作的基本要领。

3. 学生以小组为单位，建议 3～4 人一组，每组一套操作用物，以完成工作任务为线索，分组练习，教师指导。

4. 技能考核，以小组为单位，每个小组通过完成一项工作任务完成该项操作技术的考核。

三、实训流程及考核

【案例介绍】

患者，女性，40 岁，一个月前出差后出现食欲减退，见到油腻食物出现恶心、上腹部不适、疲乏无力来院就诊。查体：T37.7℃、P84 次/分、R24 次/分、BP110/84mmHg，巩膜黄染，肝肋下 2cm 有轻度触痛，血清谷丙转氨酶升高。初步诊断为甲型肝炎，医嘱抗炎、护肝治疗。护士在进入病房为患者进行输液等护理时，需采取相应的隔离措施。

【工作任务分析】

1. 患者是一位经消化道传播疾病的患者，护士在护理该患者的过程中必须采取相应的隔离措施，包括进入病房前清洁双手、戴好帽子和口罩、穿好隔离衣。在穿隔离衣之前还需要将所有的操作用物准备齐全。

2. 护理结束离开病房前要脱下隔离衣、消毒双手、摘下口罩、整理用物，再清洁双手。

【相关知识】

1. 目的

（1）防止病原体传播。

（2）保护患者和工作人员免受病原体的侵袭。

（3）避免交叉感染。

2. 方法　穿脱隔离衣及手的消毒（表3-17）。

表 3-17 穿脱隔离衣及手的消毒

项目	内容	技术要求	分值	得分
评估 10分	环境评估	• 环境是否清洁、宽敞，符合隔离要求	3	
	用物评估	• 隔离衣等用物是否完好、物品齐全	3	
	护士评估	• 着装、手指指甲、口罩、帽子是否符合隔离要求	4	
计划 10分	护士准备	• 着装仪表整齐、规范 • 修剪指甲、取下手表首饰	4	
	用物准备	• 隔离衣完好，用物齐全，摆放合理	4	
	环境准备	• 环境整洁、宽敞、安全	2	
实施 65分	戴口罩帽子	• 清洁洗手	3	
		• 戴帽子，遮住全部头发	3	
		• 戴口罩，遮住口鼻	2	
	穿隔离衣	• 卷袖过肘（冬季卷过前臂中部）	2	
		• 手持衣领取下隔离衣，清洁面朝向自己，将衣领两端向外折，露出袖口	3	
		• 右手持衣领，穿左袖、上抖；换左手持衣领，穿右袖、上抖（图3-35，图3-36）	4	
		• 两手持衣领，由领子中央顺着边缘向后将领扣扣好，扎好袖口（图3-37，图3-38）	4	
		• 将隔离衣的衣边向后对齐，向一侧折叠包住工作服（图3-39）	4	
		• 将腰带在背后交叉，系在前面一侧（图3-40）	3	
	脱隔离衣及 消毒双手	• 解开腰带，在前面打一活结	2	
		• 解开两袖口，在肘部将部分袖子套塞入袖内	3	
		消毒双手： • 刷手法：用刷子蘸洗手液，按前臂、腕部、手背、手掌、手指、指缝、指甲顺序彻底刷洗，刷30秒，用流水冲净泡沫，换刷另一手，冲净，重复刷一次，共刷2分钟；擦干或烘干双手	10	
		• 浸泡消毒法：将双手浸泡于盛消毒液的盆中，用小毛巾或手刷反复擦洗2分钟，再在清水盆内洗净。擦干或烘干双手	2	
		• 解开领扣	5	
		• 右手伸入左手腕部袖内，拉下衣袖过手；用遮盖住的左手捏右手隔离衣袖的外面，将右侧衣袖拉下，双手转换渐从袖管中退出	3	
		• 用左手自衣内握住双肩肩缝对齐	5	
		• 折叠整理衣服，挂在衣钩上（挂在半污染区，隔离衣的清洁面向外，挂在污染区，污染面朝外）	3	
		• 用过的隔离衣清洁面向外，卷好投入污物袋中	3	
		• 清洁洗手，取下口罩	1	
评价 15分	操作方法	• 程序正确，动作规范、美观，操作熟练	5	
	操作效果	• 操作者、环境、用物均未被污染	8	
	操作态度	• 认真、严谨，有科学的态度	2	
	总分		100	

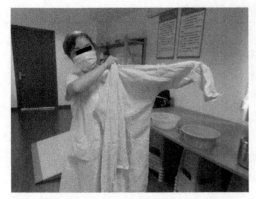

图 3-35　穿隔离衣-穿左袖

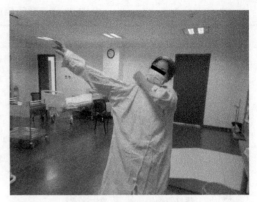

图 3-36　穿隔离衣-穿右袖

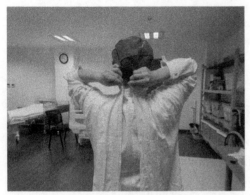

图 3-37　穿隔离衣-系领扣

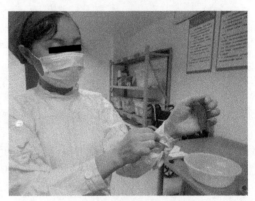

图 3-38　穿隔离衣-系袖口

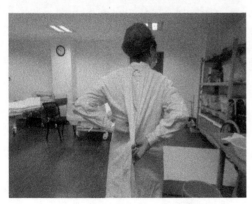

图 3-39　穿隔离衣-折压衣边

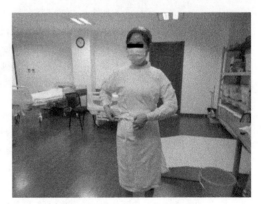

图 3-40　穿隔离衣-系腰带

下篇 习题集

第四章 门诊工作实训项目习题

4-1 手的清洁

选择题

1. 控制医院感染最简单、最有效、最方便、最经济的方法是
   A. 环境消毒　　　　　　　　B. 合理使用抗生素　　　　　　C. 洗手
   D. 隔离传染患者　　　　　　E. 戴口罩

2. 关于"六步洗手法"中认真揉搓双手至少
   A. 5 秒　　　　B. 15 秒　　　　C. 30 秒　　　　D. 60 秒　　　　E. 120 秒

3. 以下**不属于**手消毒指征的是
   A. 进入和离开隔离病房、穿脱隔离衣前后　　　B. 接触特殊感染病原体后
   C. 接触血液、体液和被污染的物品后　　　　　D. 接触消毒物品后
   E. 无菌操作前

4. 关于手卫生设施的配备**不正确**的是
   A. 水池应方便医务人员使用，重点部门应当采用非手触式水龙头
   B. 尽量使用皂液洗手，使用的固体肥皂应保持干燥
   C. 擦干手的物品或设施应当避免造成二次污染
   D. 科室内可以设立公用擦手毛巾以方便医务人员
   E. 科室内擦手毛巾应一人一巾

5. 消毒手时刷手顺序正确的是
   A. 前臂、腕部、手背、手掌、指缝、指甲　　　B. 手指、手背、手掌、腕部、前臂
   C. 前臂、手、手腕、指甲　　　　　　　　　　D. 手掌、腕部、手指、前臂
   E. 腕部、前臂、手

6. 以下不属于"六步洗手法"的操作是
   A. 湿手　　　　　　　　　　B. 取皂液　　　　　　　　　　C. 分六步揉搓
   D. 手指向下，先洗前臂后洗手，冲洗、干手　　　E. 最后用消毒剂消毒手

7. "六步洗手法"揉搓的方法**不正确**的是
   A. 手背对手背，两手并拢相互揉搓
   B. 手心对手背，手指交错相互搓擦（交换）
   C. 掌心相对，手指交叉沿指缝相互搓擦
   D. 用一手握另一手拇指搓擦
   E. 弯曲一手手指各关节，在另一手掌心旋转搓擦（交换）

8. 以下关于手卫生说法**不正确**的是
   A. 手部有血液或其他体液等肉眼可见的污染时，应洗手
   B. 若手部没有肉眼可见污染时，可使用速干手消毒剂消毒双手代替洗手

C. 直接为传染病患者进行检查、治疗、护理或处理传染患者污物之后，应先洗手，然后卫生手消毒

D. 接触患者的血液、体液和分泌物之后，应先洗手，然后卫生手消毒

E. 仅接触被传染性致病微生物污染的物品，洗手就可以了，不必进行卫生手消毒

9. 护士长晨会时提问"不属于消毒手的指征是"，护生回答正确的是

A. 护理免疫力低下患者前 　　　　　　B. 护理新生儿前

C. 接触黏膜、血液、体液后 　　　　　D. 护理传染病患者后

E. 实施侵入性医疗操作后

10. 患者，男性，60岁，诊断为破伤风。护士为其输液后，消毒手的方法正确的是

A. 用刷子蘸取肥皂液仔细刷洗双手，每只手2分钟

B. 洗手的顺序是指甲处、指缝、手掌、手背、腕关节、前臂

C. 按"六步洗手法"顺序搓洗双手，持续15秒

D. 按"六步洗手法"顺序搓洗双手后，在流动水下彻底冲洗

E. 流动水冲洗手时，腕部应低于肘部

参 考 答 案

1. C　2. B　3. D　4. D　5. A　6. E　7. A　8. E　9. E　10. E

4-2　轮椅、平车运送患者法

一、选择题

1. 护送不能行走但能坐起的患者用

A. 轮椅运送法 　　　　　B. 挪动法 　　　　　C. 一人搬运法

D. 三人搬运法 　　　　　E. 四人搬运法

2. 下列不适宜选择轮椅运送法的是

A. 年老行动不便者 　　　B. 下肢活动障碍者 　　　C. 腰椎骨折患者

D. 体力虚弱者 　　　　　E. 患者外出检查

3. 使用轮椅时**不妥**的是

A. 轮椅至床旁，椅背与床尾平齐 　　　　B. 护士站在轮椅后固定轮椅

C. 嘱患者尽量靠后坐 　　　　　　　　　D. 推车时嘱患者上身稍向前倾

E. 过门槛时翘起前轮，避免震动

4. 平车运送法的描述，**不正确**的是

A. 多人搬运时动作应协调一致 　　　　　B. 推行时，平车大轮端在前

C. 上下坡时患者头部处于高位 　　　　　D. 护士应站在患者头侧

E. 随时观察患者面色、呼吸及脉搏

5. 挪动法搬运患者时平车放置应与床

A. 平行，大轮端靠床头 　　　　　　　　B. 成锐角，大轮端靠床头

C. 成锐角，大轮端靠床尾 　　　　　　　D. 成钝角，大轮端靠床头

E. 成钝角，大轮端靠床尾

6. 平车运送途时患者头部处于高处的主要目的是

A. 避免血压下降 　　　　B. 方便和患者交流 　　　　C. 防止头部充血

D. 便于观察病情   E. 防止坠车

7. 使用挪动法搬运患者，**不正确**的是

  A. 推平车与床平行，大轮端位于床头

  B. 此法适用于病情允许且能配合者

  C. 患者头部卧于大轮端

  D. 患者按上半身、臀部、下肢的顺序向平车移动

  E. 按上半身、臀部、下肢的顺序自平车移回床上

8. 一人搬运患者时操作正确的是

  A. 一手托住患者颈部，一手托住髋部   B. 一手托住患者颈部，一手托住膝部

  C. 一手托住患者胸背部，一手托住臀部   D. 一手托住头、颈、肩部，一手托住腰部

  E. 一手自患者腋下伸至对侧肩外侧，一手伸至对侧臀下

9. 两人搬运患者的方法中**不正确**的是

  A. 此法适用于不能活动且体重较重者

  B. 搬运时注意使患者向操作者倾斜

  C. 两名操作者立于床的同侧

  D. 甲一手托住患者的头、颈、肩部，一手托住患者的腰

  E. 乙一手托住患者臀部，一手托住患者膝部

10. 三人搬运患者的正确方法是

  A. 甲托患者头、颈、肩部，乙托背、腰部，丙托臀、腘窝处

  B. 甲托患者头、颈、肩部，乙托腰、臀部，丙托腘窝处、小腿处

  C. 甲托患者头、颈、肩、腰部，乙托臀、腘窝处，丙托小腿处

  D. 甲托患者头、颈、肩、胸背部，乙托腰、臀部，丙托膝部、小腿处

  E. 甲托患者头、颈、肩部，乙托背、腰部，丙托膝部、小腿处

11. 适用于四人搬运法的是

  A. 溃疡性结肠炎患者   B. 腰椎骨折患者   C. 急性肾炎患者

  D. 上消化道出血者   E. 高血压患者

12. 用平车运送患者时，**不妥**的是

  A. 搬运颈椎损伤者时保持头部中立位   B. 患者头部卧于小轮端，以减少颠簸

  C. 下坡时患者头部处于高位   D. 进出门时，避免用车撞门

  E. 妥善固定患者身上的导管

13. 搬运颈椎骨折患者时用

  A. 挪动法   B. 一人法   C. 二人法   D. 三人法   E. 四人法

14. 平车运送法注意事项正确的是

  A. 推车时护士站于小轮端   B. 上下坡时大轮端位于低处

  C. 暂停一切治疗措施   D. 车速宜快

  E. 骨折患者，车上需垫木板并固定好骨折部位

15. 四人搬运患者时，平车与床的位置是

  A. 平行靠紧   B. 平车头端与床头呈锐角

  C. 平车头端与床尾呈锐角   D. 平车头端与床头呈钝角

  E. 平车头端与床尾呈钝角

16. 骨折患者运送时应注意

  A. 平车上垫木板   B. 头偏向一侧   C. 上下坡时患者的头部在低处

  D. 护士站在患者脚侧   E. 推车速度宜快

17. 护送不能行走但能坐起的患者用

  A. 挪动法   B. 一人搬运法   C. 二人搬运法

  D. 三人搬运法   E. 轮椅运送法

18. 患者，男性，20 岁，因哮喘发作，呼吸困难，口唇发绀急诊入院。护士护送其入病区，应采用

  A. 平车护送   B. 轮椅护送   C. 担架护送

  D. 两人搀扶   E. 自行前往

19. 患者，男性，55 岁，因糖尿病入院。护士推轮椅护送其入院时，**不正确**的是

  A. 轮椅面向床尾，椅背与床头齐平

  B. 患者坐轮椅前，应制动刹车，翻起脚踏板

  C. 天冷时，将毛毯铺于轮椅上，做好保暖

  D. 嘱患者尽量紧靠轮椅后背

  E. 推行中嘱患者坐于椅座中央，头背后靠，不可前倾

20. 患者，女性，77 岁，体重 90kg。高热不退，身体虚弱，需用平车送检查室，**不正确**的做法是

  A. 患者的头部应枕于平车的大轮端

  B. 应由三名护士将患者搬至平车

  C. 推平车入病房后，应调整平车与床同高

  D. 平车的大轮端靠床尾以利于护士搬运

  E. 平车与床应成锐角放置，以减少搬运距离

21. 患者，女性，55 岁，60kg。胃大部切除术后，身体虚弱，平车运送中恰当的做法是

  A. 采用二人搬运法时，将平车大轮端与床头呈钝角

  B. 上下坡时大轮端位于低处

  C. 患者的头部应枕于平车的大轮端

  D. 推车速度要快

  E. 一切治疗措施暂停

22. 患者，男性，60 岁，因心力衰竭急诊入院，运送途中**不正确**的是

  A. 患者躺卧于平车中间   B. 保持吸氧   C. 注意保暖

  D. 推车宜快   E. 上下坡时患者的头在高处

23. 患者，女性，28 岁。颈椎骨折。搬运该患者时的方法**不正确**的是

  A. 保持头颈中立位   B. 患者仰卧   C. 颈下垫小枕

  D. 采用三人搬运法   E. 头颈两侧用衣物加以固定

24. 患者，女性，10 岁，体重 30kg，因车祸造成腰椎等多处骨折急送医院住院治疗，在送去放射科拍片检查时，采用的搬运方法是

  A. 一人搬运法   B. 二人搬运法   C. 三人搬运法

  D. 四人搬运法   E. 轮椅运送法

25. 患者，男性，77 岁，手术后身体虚弱，不能下床活动，现需用平车搬运患者，协助

患者由病床向平车挪动的顺序是

    A. 下肢、上肢、臀部　　　　B. 上身、臀部、下肢　　　　C. 臀部、下肢、上身

    D. 下肢、臀部、上身　　　　E. 上身、下肢、臀部

二、填空题

1. 平车运送患者的方法有_____、_____、_____、_____、_____。

2. 四人搬运法主要适用于_____、_____或_____等患者，搬运时平车与病床_____。

3. 一人/两人/三人搬运患者时，平车的头端与_____成_____角。

4. 如果用平车运送患者上下坡时，患者的头始终应该处于_____。护士应该站在患者的_____端。如果平车有大小轮子的话，患者的头应该位于_____端。

5. 使用轮椅运送患者时，你认为最主要防止_____情况的发生。

三、简答题

简述平车运送患者时的注意事项。

参考答案

一、选择题

1. A　2. C　3. D　4. B　5. A　6. C　7. E　8. E　9. A　10. D　11. B　12. B　13. E　14. E　15. A　16. A　17. E　18. B　19. A　20. E　21. C　22. D　23. D　24. D　25. B

二、填空题

1. 挪动法　一人搬运法　二人搬运法　三人搬运法　四人搬运法

2. 颈椎骨折　腰椎骨折　病情较重　平行

3. 床尾　钝角

4. 高处　头　大轮子

5. 患者跌倒

三、简答题

（1）使用平车前认真检查平车各部件性能，确保安全。

（2）搬运时动作应轻稳协调一致，尽量使患者身体靠近搬运者，达到节力目的。

（3）运送过程中车速要适宜，护士应站在患者头端，便于观察病情，注意患者的脸色、呼吸、脉搏等。

（4）上下坡时，始终保持患者头部处于高处一端，以免引起不适；搬运骨折患者，车上要垫上木板并固定好骨折部位；有导管的，应保持导管的通畅；推车进出门时，不可用车撞门。

4-3　生命体征测量技术

一、选择题

1. 生命体征不包括

    A. 体温　　　　B. 血压　　　　C. 脉搏　　　　D. 呼吸　　　　E. 瞳孔

2. 属正常范围的一组生命体征测量值是

    A. T 36.5℃，P 68 次/分钟，R 20 次/分钟，BP 128/82mmHg

    B. T 36.5℃，P 70 次/分钟，R 18 次/分钟，BP 142/98mmHg

    C. T 35.6℃，P 54 次/分钟，R 16 次/分钟，BP 105/64mmHg

    D. T 37.0℃，P 96 次/分钟，R 23 次/分钟，BP 120/75mmHg

    E. T 38.0℃，P 100 次/分钟，R 24 次/分钟，BP 112/68mmHg

3. 物理降温后绘制体温单的方法，正确的是

    A. 红圈，以红线与降温前体温相连　　　　B. 蓝圈，以蓝虚线与降温前体温相连

    C. 红点，以红线与降温前体温相连　　　　D. 蓝圈，以红虚线与降温前体温相连

    E. 红圈，以红虚线与降温前体温相连

4. 测量口温时，体温计的水银端应放置在

    A. 舌上面　　　B. 口腔中部　　　C. 上腭部　　　D. 舌下面　　　E. 舌下热窝

5. 可测量口腔温度的患者是

    A. 昏迷　　　　　　　B. 精神异常　　　　　　C. 口鼻手术者

    D. 呼吸困难　　　　　E. 面部冷敷半小时后

6. 测量直肠温度的时间为

    A. 3 分钟　　　B. 5 分钟　　　C. 10 分钟　　　D. 15 分钟　　　E. 20 分钟

7. 检测体温计方法**不正确**的是

    A. 将体温计汞柱甩至 35℃以下　　　　　B. 同时放入 40℃以下的水中

    C. 3 分钟后取出检视　　　　　　　　　　D. 体温计水银柱自行下降者不能再用

    E. 体温计之间相差 0.5℃以上者不能使用

8. 属于节律异常的脉搏是

    A. 速脉　　　B. 细脉　　　C. 间歇脉　　　D. 水冲脉　　　E. 洪脉

9. 为心房颤动患者测量脉搏正确的是

    A. 先测心率，后测脉率　　　　　　　　　B. 先测脉搏，后测心率

    C. 两人一人测心率，一人测脉搏　　　　　D. 两人同时分别测心率和脉搏

    E. 两人分别测心率和脉率

10. 当患者呼吸微弱不易察觉时，可采用的观察方法是

    A. 手按胸腹部，观察其起伏次数　　　　　B. 用少许棉花置患者鼻孔前观察

    C. 测脉率除以 4 为呼吸次数　　　　　　　D. 手背置患者鼻孔前，以感觉气流

    E. 耳朵贴近患者口鼻处，听其呼吸声音

11. 吸气性呼吸困难常见于

    A. 阻塞性肺气肿　　　　　B. 酸中毒　　　　　　C. 支气管哮喘

    D. 颅内压增高　　　　　　E. 喉头水肿

12. 一般临床测量脉搏的首选部位是

    A. 颞动脉　　　B. 颈动脉　　　C. 桡动脉　　　D. 足背动脉　　　E. 肱动脉

13. 给高血压患者测量血压，为保证其测量血压的准确性和可比性，以下措施**不妥**的是

    A. 未听清时应不间断反复测量　　　　　　B. 测量血压时应固定体位

    C. 每日测量血压时间应固定　　　　　　　D. 每次测量时使用的血压计应固定

    E. 固定在一侧上肢测量

14. 以下测量血压的方法**错误**的是

A. 测前血压计汞柱在"0"点　　　　　　　B. 卧位时肱动脉平腋前线

C. 坐位时肱动脉平第 4 肋软骨　　　　　　D. 袖带宽窄要合适

E. 肱动脉、心脏在同一水平

15. 以下测量血压的方法正确的是

A. 听到变音即是舒张压　　　　　　　　　B. 放气时听到最强音为收缩压

C. 缓慢放气，速度为 4mmHg/s　　　　　　D. 保持放气速度，直到汞柱回到"0"点

E. 患者取立位测量，手臂应平第 4 肋软骨

16. 患者，女性，32 岁。下午 2：00 体温为 39.8℃。施行物理降温后应隔多少时间测量体温进行观察

A. 15 分钟　　　B. 20 分钟　　　C. 30 分钟　　　D. 40 分钟　　　E. 60 分钟

17. 患者，女性，55 岁，就诊时突感胸闷心悸，护士在为其测量脉搏时发现每隔 2 个正常搏动后出现 1 次过早搏动，此现象为

A. 绌脉　　　B. 不整脉　　　C. 二联律　　　D. 速脉　　　E. 三联律

18. 患者，女性，22 岁，因"发热待查"入院，护士在为其测量脉搏后，手仍置于患者桡动脉部位继续测呼吸，其目的是为了

A. 便于看表计时　　　　B. 表示对患者的安抚　　　　C. 复核脉搏的准确性

D. 转移患者的注意力　　　E. 测脉搏，计呼吸节律

19. 患者，男性，72 岁，有高血压史 5 年，护士在测量血压过程中，**不正确**的做法是

A. 取其最高值　　　　B. 使汞柱至"0"点　　　　C. 将袖带内气体驱尽

D. 一般连续测量 2～3 次　　　E. 稍等片刻后再行第二次测量

20. 患者，男性，65 岁。有高血压、冠心病史，入院时血压 190/130mmHg，经治疗后稍有下降，但时有波动，患者精神紧张焦虑，护理中下列哪一项**不妥**

A. 测得的血压值偏高时应保持镇静　　　　B. 安慰患者，情绪乐观

C. 向患者介绍高血压的保健知识　　　　　D. 将血压计刻度面向患者以便观察

E. 测后与原基础血压对照后向患者解释

二、名词解释

1. 稽留热　　　　　　　　　　　　　　2. 间歇热

3. 弛张热　　　　　　　　　　　　　　4. 间歇脉

5. 二联律、三联律　　　　　　　　　　6. 脉搏短绌

7. 间断呼吸　　　　　　　　　　　　　8. 潮式呼吸

9. 呼吸困难　　　　　　　　　　　　　10. 血压

三、填空题

1. 人体散热的主要方式有_____、_____、_____、_____。

2. 成人安静状态下正常血压范围为收缩压_____ mmHg，舒张压为_____ mmHg，脉压为_____ mmHg。

3. 一般情况下血压的高低与时间有一定关系，清晨人的血压_____，白天_____夜间，劳累或睡眠不佳时，血压会_____。血压与测量部位也有关，下肢收缩压比上肢血压_____。

4. 长期监测血压时，要做到"四定"：_____、_____、_____、_____。

5. 测上肢血压时，血压计的"0"点与_____、_____在_____位置上，坐位时肱动脉平_____，仰卧位时肱动脉平_____。

6. 为高热患者降温时，体温超过 39℃，可用_____降温，体温超过 39.5℃给予_____或在_____冷敷。

7. 请写出测量脉搏的部位_____、_____、_____等，如果患者脉搏细弱不易测到，可选择_____测量。

8. 吸气性呼吸困难常可见明显的体征"三凹征"：_____、_____、_____。

四、简答题

1. 测量血压时影响血压值准确性的因素有哪些？

2. 体温过低常见于哪些患者？如何护理？

3. 为患者测量脉搏时应注意什么？

4. 如何为脉搏短绌的患者测量脉搏和心率？

五、综合分析题

患者，女性，因发热 39.2℃收住入院，入院后体温在 37.8～40.4℃波动，持续 8 天，日差<1℃。脉搏 112 次/分，呼吸 30 次/分。神志清，面色潮红，口唇干裂，精神不振，食欲差。请问：患者属于何种热型？根据患者情况可采取哪些护理措施？

参 考 答 案

一、选择题

1. E 2. A 3. E 4. E 5. E 6. A 7. E 8. C 9. D 10. B 11. E 12. C 13. A 14. B 15. C 16. C 17. E 18. D 19. A 20. D

二、名词解释

1. 稽留热：体温持续在 39～40℃，达数日或数周，24 小时体温波动范围不超过 1℃。

2. 间歇热：体温骤然升高至 39℃以上，持续数小时或更长时间，然后很快下降至正常或以下，再经过一个间歇时间后，又再次升高，反复发作。

3. 弛张热：体温在 39℃以上，但波动幅度大，24 小时体温差在 1℃以上，但最低体温仍高于正常水平。

4. 间歇脉：在一系列均匀的脉搏中出现 1 次提前而较弱的脉搏，其后有一较正常延长的间歇（代偿间歇）。

5. 二联律、三联律：每隔 1 个或 2 个正常搏动后出现 1 次期前收缩，前者称二联律，后者称三联律。

6. 脉搏短绌：在同一单位时间内脉率少于心率。

7. 间断呼吸：呼吸与呼吸暂停交替出现。

8. 潮式呼吸在：是一种周期性的呼吸异常，其特点为呼吸由浅慢逐渐加深加快，达高潮后，又逐渐变浅变慢，暂停数秒后，又出现上述状态的呼吸，如此周而复始，呼吸运动呈潮水涨落样起伏的周期性呼吸节律异常。

9. 呼吸困难：呼吸频率、节律和深浅度的异常。

10. 血压：血液在血管内流动时对血管壁的侧压力。一般指动脉血压。

三、填空题

1. 辐射 对流 蒸发 传导

2. 90～139 60～89 30～40

3. 略低 高于 升高 高

4. 定时间 定部位 定体位 定血压计

5. 心脏 肱动脉 同一水平 第 4 肋软骨 腋中线

6. 冰袋冷敷头部 乙醇或温水拭浴 大血管处

7. 桡动脉 肱动脉 颞动脉 颈动脉

8. 胸骨上窝 锁骨上窝 肋间隙或腹上角

四、简答题

1. 袖带太宽或太紧，测得的血压偏低，袖带太窄或太松，测得的血压偏低，所以要选择合适的袖带，缠绕袖带时松紧要适宜。

2. 体温过低常见于早产儿、全身衰竭的危重患者。护理措施：应密切观察生命体征及病情变化，每小时测体温一次，直到体温恢复正常且稳定，采取保暖措施，加盖被子，足部放热水袋，提高室温等，随时做好抢救的准备。

3. 不可用拇指测量脉搏，为偏瘫患者测量脉搏时应选择健侧测量，如脉搏细弱不能测量清楚时，可用听诊器测量心率 1 分钟。

4. 由两名护士同时测量，一人听心率，另一人测脉率。由听心率者发出"始"与"停"的口令，计时 1 分钟。

五、综合分析题

（1）患者属于稽留热。

（2）护理措施如下：观察，每隔 4 小时测体温，同时观察其他生命体征、卧床休息、保暖、降温（超过 39℃，可用冰袋冷敷头部，超过 39.5℃给予乙醇拭浴、温水拭浴）。补充营养和水分、口腔护理、皮肤护理、心理护理、健康教育。

第五章 急诊工作实训项目习题

5-1 无菌技术基本操作

一、选择题

1. **不符合**无菌技术操作原则的是
    A. 环境要清洁
    B. 无菌物品与非无菌物品要分开放置
    C. 衣帽要整洁
    D. 经常清扫治疗室，每周紫外线照射一次
    E. 未经消毒的手和物品不可触及无菌物

2. 以下符合无菌操作原则的是
    A. 操作环境要清洁，操作前 1 小时禁止清扫工作
    B. 操作者要修剪指甲，为方便操作，应将手表尽量塞进衣袖
    C. 取出的用物没有用完应及时放回原无菌容器中
    D. 定期检查无菌物品保存情况，有效期一般为 14 天

E. 操作者不得跨越无菌区，手臂始终保持在操作台面以上

3. 无菌区是指

　　A. 未经灭菌处理的区域　　　　　　　　B. 灭菌处理后被污染的区域

　　C. 经过灭菌处理的区域　　　　　　　　D. 经过灭菌处理而未被污染的区域

　　E. 不使已灭菌的物品再被污染并保持无菌的区域

4. 污染是指

　　A. 清洁物品直接与致病微生物接触　　　B. 无菌区域间接与致病微生物接触

　　C. 物品经灭菌处理后仍有微生物存在　　D. 无菌物品未达到灭菌程度

　　E. 无菌物品直接或间接与致病微生物接触

5. 使用无菌持物钳**不正确**的是

　　A. 取放持物钳不可触及容器壁　　　　　B. 使用过程中始终保持钳端向下

　　C. 可以夹取任何无菌物品　　　　　　　D. 到远处取物应放入容器内一起搬移使用

　　E. 使用干燥保存的无菌持物钳应 4 小时更换一次

6. 湿式保存无菌持物镊时，消毒液液面高度应浸没镊子长度的

　　A.1/4 处　　　　B.1/3 处　　　　C.1/2 处　　　　D.2/3 处　　　　E.3/4 处

7. 无菌持物钳及容器一般消毒应

　　A.1 天 1 次　　　　　　B. 隔日一次　　　　　　C.3 天一次

　　D.4 天一次　　　　　　E.1 周 1 次

8. 铺无菌盘时**不正确**的是

　　A. 以无菌持物钳夹取治疗巾　　　　　　B. 治疗巾开口部分及两侧反折

　　C. 注意使治疗巾边缘对齐　　　　　　　D. 避免潮湿和暴露过久

　　E. 有效期不超过 6 小时

9. 取无菌溶液时，**不必要**的步骤是

　　A. 检查瓶盖有无松动　　　　　　　　　B. 检查瓶口有无裂缝

　　C. 检查溶液质量是否符合要求　　　　　D. 查对有无配伍禁忌

　　E. 取用无菌溶液时要先核对瓶签

10. 取用无菌溶液**不正确**的操作是

　　A. 必须核对溶液　　　　　　　　　　　B. 手不可触及瓶口及盖的内面

　　C. 必要时，可将无菌棉签直接伸入瓶内蘸取　D. 倾倒溶液时，标签朝掌心

　　E. 检查溶液有无混浊

11. 倒取无菌溶液前应首先检查

　　A. 药名是否正确　　　　B. 瓶盖有无松动　　　　C. 溶液有无变色

　　D. 瓶子有无裂缝　　　　E. 溶液有无沉淀物

12. 无菌溶液开启后，剩余的溶液可以保存

　　A.4 小时　　B.8 小时　　　　C.12 小时　　　　D.24 小时　　　　E.48 小时

13. 戴手套的方法**不正确**的是

　　A. 戴手套前，先检查手套的号码和有效期

　　B. 戴手套前，修剪指甲、洗手

　　C. 未戴手套的手可触及手套的外面

　　D. 已戴手套的手可触及另一手套的外面

E. 戴好手套后两手应在操作台面以上

14. 无菌包操作**不正确**的是

　　A. 将无菌包放在清洁、干燥、平稳处

　　B. 无菌包被浸湿后，应重新灭菌

　　C. 先打开一角，再将其他角先后打开

　　D. 用无菌持物钳夹取无菌物品

　　E. 未用完的按原折痕包好后保留 4 小时

15. 以下使用无菌容器**不正确**的操作是

　　A. 取出的物品未被污染应立即放回容器内

　　B. 取出物品后，要立即将盖盖严

　　C. 用无菌持物钳夹取无菌物品

　　D. 持无菌容器应托住底部

　　E. 打开的容器盖内面朝上稳妥放好

16. 护士小陈为患者准备换药物用物需铺无菌盘。其铺好的无菌盘有效期为

　　A. 2 小时　　　　B. 3 小时　　　　C. 4 小时　　　　D. 5 小时　　　　E. 6 小时

17. 护生小李练习戴、脱无菌手套时，带教老师应纠正的步骤是

　　A. 戴手套前先洗手、戴口罩和工作帽　　B. 核对手套袋外的手套号码和灭菌日期

　　C. 脱手套时，将手套翻转脱下　　　　　D. 戴上手套的双手置腰部水平以上

　　E. 戴上手套的右手持另一手套的内面戴上左手

18. 护士小顾在进行注射操作时，**不需要**运用无菌技术的是

　　A. 抽取药物　　　　　　B. 选择注射部位　　　　　C. 消毒皮肤

　　D. 进针抽回血　　　　　E. 注射毕拔针

19. 护士小陈在执行 PICC 过程中发现手套破损，她应

　　A. 加戴一副手套　　　　B. 用消毒液消毒破损处　　　C. 用胶布粘贴破损处

　　D. 立即更换手套　　　　E. 用无菌纱布覆盖破损处

20. 洗手护士小戴已做好手术前准备，穿好无菌衣，戴好无菌手套，铺完扇形台，如手术还未开始，双手应置于

　　A. 双手下垂　　　　　　B. 腹前部　　　　　　　　　C. 夹于腋下

　　D. 双手叉腰　　　　　　E. 胸前部

二、名词解释

1. 无菌物品　　　　　　　　　　　　2. 无菌技术

3. 消毒　　　　　　　　　　　　　　4. 灭菌

三、填空题

1. 感染链由_____、_____和_____三个环节构成。

2. 化学消毒方法有_____、_____、_____和_____。

3. 无菌物品在未被污染的情况下有效期为_____，已铺好的无菌盘有效时间为_____，无菌溶液一次未用完，有效期为_____。

四、简答题

1. 物理消毒灭菌法有哪几种方法？哪一种消毒灭菌方法灭菌效果最好？

2. 引起医院感染的主要原因有哪些？

参 考 答 案

一、选择题

1. D　2. E　3. D　4. E　5. C　6. C　7. E　8. E　9. D　10. C　11. A　12. D　13. C　14. E
15. A　16. C　17. E　18. B　19. D　20. E

二、名词解释

1. 无菌物品：经过灭菌处理后，未被污染的物品。

2. 无菌技术：在执行医疗、护理技术过程中，防止一切微生物侵入人体和防止无菌物品、无菌区域被污染的操作技术。

3. 消毒：清除或杀灭物体上除细菌芽胞外的各种病原微生物。

4. 灭菌：清除或杀灭物体上一切微生物，包括细菌的芽胞。

三、填空题

1. 感染源　传播途径　易感宿主

2. 浸泡法　擦拭法　喷雾法　熏蒸法

3. 7天　4小时　24小时

四、简答题

1. 有五种方法：热力消毒灭菌法，光照消毒灭菌法，电离辐射，微波消毒法，生物净化法，其中热力消毒灭菌法中的高压蒸汽消毒灭菌法效果最好。

2. ①医务人员对医院内感染的严重性认识不足，医院内管理制度不健全；②侵入性诊疗手段增多；③使用可抑制免疫的治疗方法；④大量抗生素的开发和普及；⑤易感人群增加；⑥环境污染严重；⑦对探视者未进行必要的限制。

5-2　氧气吸入疗法

一、选择题

1. 氧气表上指针降到多少时即不可再用

　　A. 0.1MPa　　　B. 0.2MPa　　　　C. 0.3MPa　　　　　D. 0.4MPa　　　E. 0.5MPa

2. 减压器可使氧气筒内的压力降至

　　A. $1\sim2kg/cm^2$　　　　　B. $2\sim3kg/cm^2$　　　　　C. $4\sim5kg/cm^2$

　　D. $5\sim6kg/cm^2$　　　　　E. $7\sim8kg/cm^2$

3. 单侧鼻导管给氧时，导管插入的深度一般为

　　A. 鼻尖到胸骨角的2/3　　B. 鼻尖到耳垂的1/3　　　C. 鼻尖到耳垂的1/2

　　D. 鼻尖到胸骨角的1/3　　E. 鼻尖到耳垂的2/3

4. 鼻导管给氧的操作下列**不正确**的是

　　A. 检查氧气装置有无漏气　　　　B. 不可用带油的手拧螺旋

　　C. 先开总开关，再开流量表开关　　D. 持续给氧者，应每班更换导管

E. 轻轻插入鼻导管，然后调节流量

5. 在用氧过程中，如需调节氧流量时，应采取的方法是
   A. 拔出导管调节流量　　　　B. 分离导管后调节流量　　　　C. 更换流量表
   D. 直接调节流量　　　　　　E. 更换粗导管并加大流量

6. 鼻导管吸氧，插导管前应将导管润滑，正确的方法是
   A. 涂凡士林油　　　　　B. 涂液体石蜡　　　　　C. 蘸 20%肥皂水
   D. 蘸 50%乙醇　　　　　E. 蘸冷开水

7. 为达到治疗效果，吸氧的浓度不应低于
   A. 35%　　　　B. 20.93%　　　　C. 25%　　　　D. 50%　　　　E. 60%

8. 缺氧时患者可出现
   A. 皮肤出血点　　　　　B. 皮肤弹性降低　　　　　C. 皮肤黄染
   D. 皮肤出现皮疹　　　　E. 口唇及四肢末梢发绀

9. 氧浓度高于多少时，持续 1～2 天，会发生氧中毒
   A. 10%　　　　B. 20%　　　　C. 40%　　　　D. 60%　　　　E. 80%

10. 下列哪项不是氧中毒的临床表现
    A. 恶心　　　　　　B. 烦躁不安　　　　　　C. 进行性呼吸困难
    D. 面色苍白　　　　E. 两侧瞳孔大小不等

11. 长时间用氧的患者宜采用
    A. 双侧鼻导管法　　　　B. 口罩法　　　　　C. 面罩法
    D. 漏斗法　　　　　　　E. 单侧鼻导管法

12. 装氧气表前，先打开总开关是为了
    A. 清洁气门，保护氧气表　　　　　B. 了解氧气流出是否畅通
    C. 估计筒内氧气流量　　　　　　　D. 测知筒内氧气压力
    E. 检查氧气筒内是否有氧气

13. 适用于婴幼儿的吸氧方式是
    A. 鼻塞法　　B. 鼻导管　　C. 面罩法　　D. 漏斗法　　E. 氧气头罩法

14. 对氧气湿化瓶的处理**不妥**的是
    A. 装入冷蒸馏水　　　　B. 雾化吸入时瓶内不放水　　　　C. 通气管浸入液面下
    D. 瓶内水量为 2/3 满　　E. 湿化瓶定时更换

15. 患者，男性，65 岁。肺源性心脏病伴呼吸衰竭、呼吸困难，出现精神、神经症状，给氧的方法是
    A. 加压给氧　　　　　　　　　　　B. 低流量、低浓度间断给氧
    C. 低流量、低浓度持续给氧　　　　D. 高流量、高浓度持续给氧
    E. 20%～30%乙醇湿化给氧

16. 患者，女性，60 岁。因心肌梗死急诊入院，通过及时的治疗和护理，病情好转，按医嘱停用鼻导管吸氧，护士应首先
    A. 关总开关　　　　　B. 拔出鼻导管　　　　　C. 取下湿化瓶
    D. 关流量表　　　　　E. 分离导管接头

17. 患者，男性，72 岁，肺源性心脏病入院。医嘱：低浓度吸氧，若高浓度给氧可引起

    A. 进行性呼吸困难　　　　　B. 烦躁不安　　　　　　C. 支气管痉挛

    D. 恶心、呕吐　　　　　　　E. 二氧化碳麻醉

18. 护士小林为患者吸氧，调节的吸氧流量是 3L/min，其吸氧浓度是

    A.25%　　　　B.29%　　　　C.33%　　　　D.37%　　　　E.41%

19. 护士小洪遵医嘱给患者使用氧气过程中**不正确**的操作是

    A. 氧气应距明火 5m，距暖气 1m　　　　B. 氧气筒螺旋口涂油，防锈蚀

    C. 注意观察氧疗效果　　　　　　　　　D. 氧气筒显示 0.5MPa，不可再用

    E. 注意调节流量的方法，防损伤肺组织

20. 患者，男性，32 岁，鼻部手术后采用经口呼吸，护士遵医嘱为其面罩给氧，应调节氧流量为

    A. 1～2L/min　　　　　　　B. 2～4L/min　　　　　　　C. 4～6L/min

    D. 6～8L/min　　　　　　　E. 8～10L/min

二、名词解释

氧气吸入疗法

三、简答题

梁先生，67 岁，因胸闷气急到医院就诊，初步诊断为缺氧情况存在，请问从患者的哪些表现可以判断患者存在缺氧？在给患者使用氧气过程中如何安全用氧？

参 考 答 案

一、选择题

1. E　2. B　3. E　4. E　5. B　6. E　7. C　8. E　9. D　10. E　11. A　12. A　13. E　14. D
15. C　16. B　17. E　18. C　19. B　20. D

二、名词解释

氧气吸入疗法：通过给氧，提高患者动脉血氧分压和动脉血氧饱和度，增加动脉血氧含量，纠正缺氧状态，促进组织的新陈代谢，维持机体生命活动的一种治疗方法。

三、简答题

（1）判断缺氧的表现有发绀、呼吸困难、神志变化、血气分析。

（2）做到"四防"：防震、防火、防热、防油。氧气筒离火炉 5m，离暖气 1m。

（3）使用氧气时，先调节流量后插入鼻导管，停氧时先拔出鼻导管再关流量开关，中途改变流量时，将导管分离，调节好流量后再接上。

5-3　吸　痰　法

一、选择题

1. 吸痰法最主要的目的是

    A. 促进呼吸道纤毛运动　　　　B. 促进 IgG 分泌　　　　　C. 保持呼吸道清洁

    D. 保持呼吸道通畅　　　　　　E. 保持呼吸道湿润

2. 通过哪项评估可判定患者需要吸痰

A. 神志　　　B. 呼吸困难　　　C. 发绀　　　D. 心率　　　E. 呼吸音

3. 用吸痰管进行气管内吸痰的方法应

　　A. 自上而下抽吸　　　　　　B. 自下而上抽吸　　　　　C. 固定一处抽吸

　　D. 上下移动导管进行抽吸　　E. 左右旋转向上提吸

4. 为成人吸痰前应将负压调节至

　　A. 13.3kPa　　　　　　B. 20～30kPa　　　　　　C. 30～40kPa

　　D. 40～53.3kPa　　　　E. 300～400kPa

5. 吸痰时储液瓶内的吸出液应及时倾倒，一般不应超过

　　A. 1/3　　　B. 1/2　　　C. 2/3　　　D. 3/4　　　E. 3/5

6. 检查电动吸引器的方法**不正确**的是

　　A. 电源和吸引器电压是否相等　　　　B. 打开开关检查吸引器压力是否正常

　　C. 安全瓶内是否加入消毒液　　　　　D. 吸引器各管连接是否正确

　　E. 吸痰管型号是否合适

7. 每次吸痰时间控制在

　　A. ＜5 秒　　　B. ＜10 秒　　　C. ＜15 秒　　　D. ＜20 秒　　　E. ＜25 秒

8. 吸痰护理操作中**不妥**的是

　　A. 吸痰前对缺氧严重者应加大氧流量　　　B. 每次吸痰时间不超过 15 秒

　　C. 痰液黏稠时滴入少量生理盐水稀释　　　D. 插管前应检查导管是否通畅

　　E. 吸痰导管每日更换 1～2 次

9. 为小儿吸痰时，负压**不宜**超过

　　A. 13.3kPa　　　B. 23.3kPa　　　C. 40.0kPa　　　D. 53.3kPa　　　E. 60.0kPa

10. 吸痰时发现患者痰液黏稠不易吸出，下列措施中**不妥**的是

　　A. 叩拍胸背部，以振动痰液　　　　　B. 给患者作超声雾化吸入，以稀释痰液

　　C. 缓慢滴入少量生理盐水，以稀释痰液　D. 加大吸引负压，以吸净痰液

　　E. 缓慢滴入化痰药物，以稀释痰液

11. 电动吸引器吸痰是利用

　　A. 正压作用　　　　　B. 虹吸作用　　　　　C. 负压作用

　　D. 空吸作用　　　　　E. 静压作用

12. 使用电动吸引器吸痰时，错误的一项是

　　A. 使用前检查吸引效能　　　　　　　B. 为婴幼儿吸痰时，吸痰管要细

　　C. 痰液黏稠时滴少量生理盐水稀释　　D. 储液瓶内吸出液不宜过满

　　E. 先吸引深部的分泌物，再吸引口咽部分的分泌物

13. 电动吸引器连续使用时间**不宜**超过

　　A. 半小时　　　B. 1 小时　　　C. 2 小时　　　D. 3 小时　　　E. 4 小时

14. 患者，女性，68 岁。患肺炎合并脑病，肺部听诊有痰鸣音，给予持续氧气、雾化吸入，巡视病房时发现患者出现呼吸困难、发绀，这时应采取的措施是

　　A. 吸痰　　　　　　B. 调大氧流量　　　　　C. 加压吸氧

　　D. 乙醇湿化　　　　E. 使用呼吸兴奋剂

15. 患者，女性，37 岁。因颅脑外伤处于昏迷期，呼吸道内大量痰液无法咳出。护士在为其吸痰时**不正确**的是

　　A. 患者头转向护士一侧　　　　　　B. 吸管左右旋转，向上提拉

　　C. 痰液黏稠滴少量生理盐水稀释　　D. 先吸口咽部，再吸气管内分泌物

　　E. 插管时吸痰管内处于负压状态

二、名词解释

吸痰法

三、简答题

吸痰的目的有哪些？应注意哪些问题？

参 考 答 案

一、选择题

1. D　2. E　3. E　4. D　5. C　6. C　7. C　8. E　9. C　10. D　11. C　12. E　13. B　14. A

15. E

二、名词解释

吸痰法：通过负压吸引的方法，用吸痰管经口、鼻或人工气道将呼吸道分泌物吸出，以保持呼吸道通畅的一项重要的急救护理技术。

三、简答题

（1）目的：清除呼吸道分泌物，保持呼吸道通畅；促进呼吸功能，改善通气。

（2）注意事项：严格执行无菌操作，治疗盘内吸痰用物每天更换 1～2 次，吸痰管每次更换，勤做口腔护理；密切观察病情，发现喉头有痰鸣音或排痰不畅时，应立即吸痰；如痰液黏稠，可配合叩拍胸背部或使用超声雾化吸入，也可缓慢滴入少量生理盐水或化痰药物，使痰液稀释，便于排出；为婴幼儿吸痰时，动作要轻，吸痰管要细；吸痰动作要轻柔、迅速，从深部向上提拉，左右旋转，每次吸痰时间不超过 15 秒，以免缺氧。

5-4　洗　胃　法

一、选择题

1. 洗胃的目的**不包括**

　　A. 减少毒物吸收　　　B. 增加患者舒适感　　　C. 减轻胃黏膜水肿和炎症

　　D. 胃部手术前的准备　　E. 十二指肠手术前准备

2. 洗胃的适应证**不包括**

　　A. 食物中毒　　　　　B. 安眠药中毒　　　　　C. 生物碱中毒

　　D. 有机磷中毒　　　　E. 强酸强碱中毒

3. 为清除胃内毒物，在中毒后几小时内洗胃效果最好

　　A. 4 小时　　　B. 6 小时　　　C. 8 小时　　　D. 10 小时　　　E. 12 小时

4. 下列药物中毒时禁忌高锰酸钾洗胃的是

　　A. 氰化物　　　B. 异烟肼　　　C. 敌百虫　　　D. 乐果　　　E. 苯巴比妥

5. 碱性物中毒患者洗胃时选用

    A. 硫酸铜   B. 硫酸钠   C. 5%乙酸

    D. 2%～4%碳酸氢钠   E. 1∶15 000 高锰酸钾

6. 氰化物中毒时选用的洗胃液是

    A. 植物油   B. 生理盐水   C. 0.1%硫酸铜

    D. 2%～4%碳酸氢钠   E. 1∶15 000 高锰酸钾

7. 敌百虫中毒时禁用的洗胃药物是

    A. 乙酸   B. 高锰酸钾   C. 碳酸氢钠   D. 油性泻药   E. 硫酸钠

8. 中毒物质不明洗胃溶液应选用

    A. 生理盐水   B. 5%乙酸溶液   C. 3%过氧化氢溶液

    D. 4%碳酸氢钠溶液   E. 1∶15 000 高锰酸钾溶液

9. 电动吸引器洗胃的负压应保持在

    A. 3.3kPa   B. 10.3kPa   C. 13.3kPa   D. 15.3kPa   E. 31.3kPa

10. 下列禁忌洗胃的患者是

    A. 感冒咳嗽患者   B. 急性肾炎患者   C. 不合作的患者

    D. 幽门梗阻患者   E. 食管胃底静脉曲张患者

11. 抢救急性中毒患者时，对清醒合作者首先应采用的排除毒物的方法是

    A. 漏斗胃管洗胃   B. 口服催吐   C. 电动洗胃机洗胃

    D. 造瘘口洗胃   E. 注洗器洗胃

12. 漏斗胃管洗胃法是利用

    A. 负压原理   B. 空吸原理   C. 虹吸原理   D. 液体静压原理   E. 正压原理

13. 强酸、强碱中毒最适合用哪种物质作保护剂

    A. 茶叶水   B. 阿托品   C. 呋塞米   D. 依地酸二钠   E. 蛋清

14. 洗胃时一般每次灌入的洗胃液量为

    A. 30～50ml   B. 100～300ml   C. 300～500ml

    D. 500～1000ml   E. 1000～1500ml

15. 洗胃时有血性液体流出，患者感到腹痛，此时应

    A. 继续缓慢洗胃   B. 立即停止洗胃   C. 快速洗胃

    D. 观察同时继续洗胃   E. 休息片刻继续洗胃

16. 患者，男性，33岁。与妻子吵架后，心情抑郁，便服下了乐果。在给其洗胃时首选的洗胃溶液是

    A. 1∶15 000 高锰酸钾   B. 温开水   C. 2%～4%碳酸氢钠

    D. 生理盐水   E. 蛋清水

17. 患者，女性，21岁，与男朋友发生口角后服毒，送往医院时精神委靡，洗胃时可采取的体位是

    A. 坐位   B. 半卧位   C. 头高脚低位   D. 右侧卧位   E. 左侧卧位

18. 患者，女性，45岁，安眠药中毒。送医院进行洗胃后可采用的导泻药是

    A. 硫酸钠   B. 硫酸镁   C. 硫酸铜   D. 乙酸   E. 过氧化氢

19. 患者，女性，40 岁。因患幽门梗阻进行洗胃，其洗胃时间应选择在
   A. 饭前半小时　　　　　B. 饭后 1 小时　　　　　C. 饭前 1～2 小时
   D. 饭后 2～3 小时　　　 E. 饭后 4～6 小时或空腹

20. 患者，女性，52 岁，误服有机磷农药中毒，被家人送至医院急诊室抢救。护士在为该患者行电动吸引器洗胃法洗胃过程中，出现以下何种情况表明能停止洗胃
   A. 洗胃液超过 5000ml　　　B. 患者瞳孔恢复正常　　　C. 患者能大声呻吟
   D. 排出的洗胃液澄清无味　　E. 吸出大量胃内容物

二、名词解释

洗胃法

三、简答题

常用的洗胃的目的、方法和禁忌证分别有哪些？

参 考 答 案

一、选择题

1. B　2. E　3. B　4. D　5. C　6. E　7. C　8. A　9. C　10. E　11. B　12. C　13. E　14. C
15. B　16. C　17. E　18. A　19. E　20. D

二、名词解释

洗胃法：将大量溶液饮入或通过胃管灌入胃内，以冲洗并清除胃内容物的方法。

三、简答题

（1）目的：解毒、减轻胃黏膜水肿及某些手术或检查前的准备。

（2）方法：口服催吐法、注洗器洗胃法、漏斗胃管洗胃法、电动吸引器洗胃法、自动洗胃机洗胃法。

（3）禁忌证：强腐蚀性毒物（强酸、强碱）中毒；肝硬化伴食管胃底静脉曲张；胸主动脉瘤；近期内有上消化道出血及胃穿孔、胃癌等。

第六章　病区工作实训项目习题

6-1　铺　床　法

一、选择题

1. 患者床单位的设备**不包括**
   A. 床　　B. 床旁桌　　　C. 呼叫装置　　　D. 床上用品　　　E. 氧气导管

2. 铺床时两下肢前后或左右分开并屈膝的目的是
   A. 扩大支撑面　　　　　B. 抬高重心　　　　　C. 利用杠杆作用
   D. 减少身体重心的偏移程度　　E. 用最小量的肌力作功

3. 铺备用床时，床旁桌、椅移开的距离大约是
   A. 15cm，15cm　　　　B. 20cm，20cm　　　　C. 15cm，20cm
   D. 20cm，15cm　　　　E. 20cm，10cm

4. 关于备用床的铺法**不正确**的是

　　A. 移开床旁桌 20cm　　　　B. 移开床尾椅 15cm　　　　C. 从床头向床尾翻转床垫

　　D. 枕头横立于床头　　　　E. 被头与床头平齐

5. 铺暂空床的目的是

　　A. 准备接收新患者　　　　B. 避免床上用物被污染　　　　C. 便于接受术后患者

　　D. 预防压疮的发生　　　　E. 供暂时离床的患者使用

6. 铺麻醉床时，第一块橡胶单距床头

　　A. 45～50cm　　　B. 35～40cm　　　C. 25～30cm　　　D. 15～20cm　　　E. 与床头平齐

7. 铺麻醉床操作，**不正确**的是

　　A. 被套中线与床中线对齐　　　　B. 枕头平放于床头　　　C. 椅子放于盖被折叠侧

　　D. 输液架放于三折被同侧　　　　E. 盖被扇形三折于一侧床边，开口向门

8. 铺麻醉床时，除铺床用物外，还需准备

　　A. 开口器、血压计、体温计　　　B. 舌钳、输液器、棉签

　　C. 胃肠减压器、弯盘、纱布　　　D. 血压计、听诊器、护理记录单及笔

　　E. 吸痰器、治疗巾、压舌板

9. 下列需铺麻醉床的患者是

　　A. 由内科转至外科的患者　　　　B. 脾摘除术后的患者　　　C. 腰椎穿刺后的患者

　　D. 外科新入院的患者　　　　E. CT 检查后的患者

10. 铺麻醉床的目的不包括

　　A. 防止术后伤口的疼痛　　　　B. 便于接受和护理麻醉术后的患者

　　C. 预防并发症　　　　D. 保护被褥不被血液或呕吐物污染

　　E. 使患者安全、舒适

11. 下肢手术的患者，护士为其准备麻醉床时铺橡胶单和中单的步骤是

　　A. 先铺床头部，再铺床尾部　　　　B. 先铺床中部，再铺床头部

　　C. 先铺床头部，再铺床中部　　　　D. 先铺床中部，再铺床尾部

　　E. 先铺床尾部，再铺床头部

12. 铺麻醉床输液架应置于

　　A. 床头部　　　　B. 床旁桌边　　　　C. 门近侧床边

　　D. 门对侧床边　　　E. 床尾部

13. 卧有患者床更换床单法操作，**不正确**的是

　　A. 松开被尾，协助患者翻身至对侧　　　B. 自床头至床尾扫净大单

　　C. 卷污大单于患者身下　　　　D. 将各清洁单逐层拉平铺好

　　E. 扫净橡胶单塞于患者身下

14. 卧有患者床更换床单的目的**不包括**

　　A. 保持床单位清洁　　　　B. 使患者感觉舒适　　　　C. 预防并发症

　　D. 便于护理术后患者　　　　E. 保持病室整洁

15. 患者，女性，65 岁。因高血压收治住院，病区护士接到住院处通知后应为其准备

　　A. 备用床　　　B. 麻醉床　　　C. 暂空床　　　D. 气垫床　　　E. 抢救床

16. 患者，男性，28 岁。因阑尾炎穿孔急诊入院手术，病区护士接到通知后为其准备

　　A. 备用床　　　　B. 麻醉床　　　　C. 暂空床　　　　D. 气垫床　　　E. 抢救床

17. 患者，女性，37 岁。胆囊切除术后于今日出院。护士铺备用床准备接收新患者，操作**不正确**的是

　　A. 移开床旁桌距床约 20cm　　　　　B. 从床头向床尾翻转床垫

　　C. 枕套开口侧背门　　　　　　　　D. 被头与床头平齐

　　E. 盖被三折于一侧床边，开口向门

18. 患者，女性，55 岁。今日行子宫肌瘤切除术，麻醉护理盘内**不需要**准备的物品是

　　A. 氧气导管　　B. 舌钳　　　C. 吸痰管　　　D. 压舌板　　　　E. 热水袋

19. 患者，男性，55 岁。因胃癌于昨日入院，拟 3 日后手术。患者精神疲乏，卧床。护士晨间护理时，应为其床单位进行

　　A. 备用床　　　　　　　B. 麻醉床　　　　　　　C. 暂空床

　　D. 有患者卧床整理　　　E. 抢救床

20. 患者，女性，32 岁。因"发热待查"入院。因持续高热，身体虚弱。护士在进行有患者卧床更换床单过程中，**不妥**的是

　　A. 操作中注意与患者的交流　　　　B. 必要时使用床挡，防止患者坠床

　　C. 换下的用物置于护理车内　　　　D. 自床头至床尾清扫橡胶单及床垫

　　E. 扫净的橡胶单塞于患者身下

参 考 答 案

1. E　2. A　3. D　4. D　5. E　6. A　7. B　8. D　9 B　10. A　11. D　12. E　13. E　14. D
15. C　16. B　17. E　18. E　19. D　20. E

6-2　患者的清洁舒适技术

一、选择题

1. 患者灌肠时应采用的卧位是

　　A. 侧卧位　　B. 膝胸卧位　　C. 截石位　　　D. 俯卧位　　　E. 仰卧位

2. 取半坐卧位，床头支架的角度应呈

　　A. 10°～20°　　　B. 15°～25°　　　C. 20°～30°　　　D. 30°～50°　　E. 55°～65°

3. 休克患者应取

　　A. 半坐卧位　　　　　B. 头低足高位　　　　　C. 侧卧位

　　D. 中凹卧位　　　　　E. 头高足低位

4. 一人协助患者移向床头时，操作**不正确**的是

　　A. 若患者病情许可，则放平床头支架　　B. 护士靠近床边，两腿弯曲，适当分开

　　C. 移动前，取下患者枕头，放床旁桌上　　D. 请患者双手握床头栏杆，双脚蹬床面

　　E. 护士、患者协作配合，同时用力上移

5. 有关口腔护理目的的描述，**不正确**的是

　　A. 清洁口腔　　　　　B. 祛除口臭　　　　　C. 预防疾病

　　D. 观察口腔黏膜　　　E. 清除口腔内的一切细菌

6. 为昏迷患者做口腔护理不必准备的用物是
    A. 液状石蜡　　　B. 吸水管　　　C. 弯血管钳　　　D. 压舌板　　　E. 治疗碗

7. 为昏迷患者作口腔护理，特别应注意
    A. 压舌板轻轻撑开颊部　　　　　　B. 从外向里擦净口腔及牙齿的各面
    C. 观察口腔黏膜　　　　　　　　　D. 操作时动作要轻
    E. 血管钳夹紧棉球，蘸水不可过多

8. 患者的活动义齿取下刷洗后，应放于
    A. 70%乙醇中　　　　　　　　B. 热开水中　　　　　　　　C. 冷开水中
    D. 84 消毒液中　　　　　　　E. 苯扎溴铵（新洁尔灭）中

9. 用百部酊灭头虱，应将头发包裹多长时间后再洗发
    A. 4 小时　　　B. 12 小时　　　C. 24 小时　　　D. 36 小时　　　E. 48 小时

10. 床上擦浴的目的**不包括**
    A. 观察病情　　　　　　　B. 增强皮肤排泄功能　　　C. 使患者清洁舒适
    D. 促进皮肤血液循环　　　E. 预防皮肤过敏

11. 为右上肢骨折患者脱、穿衣服的正确方法是
    A. 先脱右肢、先穿右肢　　　　　　B. 先脱右肢、先穿左肢
    C. 先脱左肢、先穿右肢　　　　　　D. 先脱左肢、先穿左肢
    E. 先脱近侧、先穿近侧

12. 属于热疗适应证的是
    A. 踝部扭伤 10 小时　　　　　B. 牙痛　　　　　　　C. 肩周炎
    D. 扁桃体摘除术后　　　　　　E. 面部危险三角区的疖肿

13. 小儿、昏迷和感觉迟钝的患者用热水袋的水温应低于
    A. 30℃　　　B. 40℃　　　C. 50℃　　　D. 70℃　　　E. 80℃

14. 禁用热疗的是
    A. 静脉炎　　　　　　　B. 腰肌劳损　　　　　C. 末梢循环不良
    D. 胃溃疡出血　　　　　E. 消化不良及腹泻

15. 乙醇拭浴时，头部置冰袋是为了
    A. 防止全身皮肤血管收缩　　　B. 防止心率减慢　　　C. 减轻头晕
    D. 促进头部血液循环　　　　　E. 防止脑血流量增多而致头痛

16. 患者，女性，12 岁，闻到某种花粉气味后，突然出现胸部紧迫感，呼吸急促、大汗淋漓等。护士应立即协助其采取的体位是
    A. 端坐位　　　　　　B. 头高脚低位　　　　　C. 头低脚高位
    D. 半坐卧位　　　　　E. 去枕平卧位

17. 患者，女性，45 岁，应用抗生素 3 个月后，其口腔黏膜出现创面，可考虑为
    A. 病毒感染　　　　　B. 寄生虫病　　　　　C. 真菌感染
    D. 个人卫生差　　　　E. 口腔黏膜白斑

18. 患者，女性，66 岁，截瘫。护士为其床上洗头时，发现患者面色苍白，出冷汗，呼吸急促，应立即

    A. 通知医生及时处理　　　　　B. 加快动作完成洗发

    C. 鼓励患者坚持片刻　　　　　D. 停止操作

    E. 请家属协助

19. 患者，女性，57岁。高热3天入院，体质虚弱，护士在为其做皮肤护理时应注意选用

    A. 盆浴　　　B. 淋浴　　　C. 清洗头面部　　　D. 床上擦浴　　　E. 足浴

20. 患者，女性，15岁，体育课跑步时突感腹痛难忍，大汗淋漓，立即送往医院急诊，医生到达之前，护士处理**不正确**的是

    A. 询问病史　　　　　　B. 腹部热敷止痛　　　　　C. 观察腹痛特点

    D. 测量生命体征　　　E. 建立静脉通道

二、填空题

1. 炎症早期用热疗，可促进炎性渗出物_____，炎症后期用热疗使炎症_____。

2. 人体头部禁用冷疗的部位有_____、_____。

3. 热疗的禁忌证有_____、_____。

4. 为患者擦浴脱衣时，应先脱_____、后脱_____，如有外伤，先脱_____、后脱_____。

5. 造成压疮的三个主要物理力是_____、_____和_____。

三、简答题

1. 简述冷疗和热疗的作用。

2. 冷疗法有哪些禁忌证，并说明理由。

3. 热水坐浴的目的是什么？适用于哪些患者？哪些患者禁忌使用此疗法？

四、综合分析题

1. 患者，男性，65岁。有高血压病史10年，因受凉后咳嗽、咳痰3天来医院就诊。生命体征评估如下：T 39.8℃，P 126次/分，R 30次/分，BP 148/98mmHg，患者主诉头痛、全身无力，收住院观察。医嘱：乙醇拭浴一次。护士在进行护理过程中应该注意哪些问题？

2. 患者，男性，60岁。因脑卒中（脑血管意外）致左侧偏瘫，大小便失禁，近日发现其尾骶部皮肤呈紫红色，有小水疱，皮下可触及硬结。问题：发生了什么并发症？属于哪一期？有哪些护理措施？如果未发生上述皮肤改变时如何预防？

参 考 答 案

一、选择题

1. A 2. D 3. D 4. C 5. E 6. B 7. E 8. C 9. C 10. E 11. C 12. C 13. C 14. D 15. E 16. A 17. C 18. D 19. D 20. B

二、填空题

1. 吸收消散　局限

2. 枕后　耳郭

3. 急腹症未明确诊断前　面部危险三角区

4. 近侧　远侧　健侧　患侧

5. 垂直压力　摩擦力　剪切力

三、简答题

1. 冷疗的作用：①减轻局部出血；②减轻组织的肿胀和疼痛；③控制炎症扩散；④降低体温。

热疗的作用：①促进炎症的消散和局限；②减轻疼痛；③减轻深部组织充血；④保暖和舒适。

2.（1）局部血液循环明显不良时，冷疗会加重血液循环障碍，出现组织变性和坏死。

（2）慢性炎症或深部有化脓病灶时，冷疗可使局部血流量减少，妨碍炎症吸收。

（3）对冷过敏、心脏病和体质虚弱者慎用冷疗。

（4）冷疗的禁忌部位：①枕后、耳郭、阴囊处用冷疗易引起冻伤。②心前区用冷疗易引起反射性心率减慢、心律不齐。③腹部用冷疗易引起腹痛、腹泻。④足底用冷疗可引起反射性的冠状动脉收缩。

3. 目的：可减轻盆腔、直肠器官的充血，达到消炎、消肿、镇痛和局部清洁、舒适的作用。适用于会阴、肛门疾病及手术前后等患者。女性患者在月经期、妊娠末期及阴道出血、盆腔器官有急性炎症时，禁忌坐浴，以免引起感染。

四、综合分析题

1.（1）先评估患者的生理情况，如病情、体温及治疗情况，局部皮肤情况，患者的意识状态、活动能力及合作程度。

（2）乙醇拭浴前将冰袋置于患者头部，热水袋置于足部；尽量减少暴露患者的部位和时间；大动脉经过处（腋窝、肘窝、手心、腹股沟、腘窝等）稍用力擦拭，并延长擦拭时间；禁忌擦拭胸前区、腹部、枕后、足底部位；擦拭时间不超过 30 分钟，半小时后测量体温。

（3）因全身用冷疗面积较大，在实施过程中，护士应注意观察患者的反应，如出现面色苍白、寒战、呼吸异常时，应立即停止擦拭并通知医生。

（4）拭浴时，以拍拭方式进行，避免摩擦生热。

2.（1）发生了压疮，属于炎性浸润期。

（2）护理措施：保护皮肤，预防感染。对未破的小水疱要减少摩擦，可用无菌敷料保护，防止破裂，促进水疱自行吸收，对大水疱用无菌注射器抽出疱内液体，消毒皮肤，再用无菌敷料包扎。

（3）预防措施：避免局部长期受压，避免潮湿、摩擦及排泄物的刺激，促进局部血液循环，改善机体营养状况，增加患者的活动量，帮助患者及其家属多了解相关健康知识。

6-3　给 药 技 术

一、选择题

1. 口服药物的方法正确的是

　　A. 助消化药饭前服　　　　　　　B. 止咳糖浆服后多饮水

　　C. 发汗药服后不宜饮水　　　　　D. 健胃药饭后服

E. 强心苷类药服前测心率

2. 须将药物研碎、溶解后再给予的是

A. 鼻饲患者　　 B. 呕吐患者　　 C. 腹泻患者　　 D. 发热患者　　 E. 鼻出血患者

3. 超声雾化吸入时**不正确**的操作是

A. 稀释药物至 40ml，放入药杯内　　　　 B. 使用时先开电源开关，再开雾化开关

C. 水槽内放温水（40℃左右）500ml　　　 D. 治疗时间通常为 15～20 分钟

E. 治疗毕先关雾化开关，再关电源开关

4. 需连续使用超声雾化吸入器时，间隔时间为

A. 20 分钟　　　 B. 30 分钟　　　 C. 40 分钟　　　 D. 50 分钟　　　 E. 60 分钟

5. 关于皮内注射法，描述正确的是

A. 用 0.5%聚维酮碘常规消毒皮肤　　　 B. 握笔式持注射器　　　 C. 进针角度 15°

D. 拔针后不可按揉局部　　　　　 E. 针尖斜面完全刺入皮下

6. 用皮内注射法进行药物过敏试验时，正确的是

A. 应用 2ml 注射器抽吸皮试药液　　　 B. 如做对照试验应在同侧手臂

C. 只能用 70%～80%乙醇消毒皮肤　　　 D. 10 分钟后需观察穿刺局部的反应

E. 针尖斜面向上与皮肤成 5°角刺入皮内

7. 皮下注射时，针头应刺入

A. 针梗的全部　　　　 B. 针梗的 1/4～1/3　　　　 C. 针梗的 1/3～1/2

D. 针梗的 1/2～2/3　　　 E. 针尖斜面的全部

8. 皮下注射时，应捏起皮肤进针的是

A. 严重水肿者　　 B. 肥胖者　　 C. 婴幼儿　　 D. 年老者　　 E. 过度消瘦者

9. 肌内注射时定位正确的是

A. 三角肌——肩峰下 1 横指处

B. 股外侧肌——大腿中段内侧

C. 臀大肌——髂前上棘外侧 3 横指处

D. 臀大肌——髂前上棘与尾骨连线的外上 1/3 处

E. 臀中肌——髂后上棘、示指、中指构成的三角形区域

10. 对长期进行肌内注射的患者，护士在注射前要特别注意

A. 询问患者有无过敏史　　　　 B. 评估患者局部组织状态

C. 安置患者舒适的体位　　　　 D. 认真消毒患者局部皮肤

E. 针梗不可全部刺入

11. 静脉注射时止血带通常扎在穿刺部位上方约

A. 4cm　　 B. 5cm　　 C. 6cm　　 D. 7cm　　 E. 8cm

12. 禁忌静脉推注的药物是

A. 10%氯化钙　　　　 B. 10%氯化钾　　　　 C. 10%葡萄糖酸钙

D. 30%泛影葡胺　　　 E. 50%葡萄糖

13. 周围静脉输液完毕拔针时正确的是

A. 按压穿刺点（针眼处）　　　　 B. 无菌棉签置于穿刺点下方

C. 缓慢拔针　　　　　　　　D. 轻轻按揉穿刺点

E. 按压穿刺点上方

14. 一般儿童静脉输液滴数是每分钟

A. 15～20 滴　　　　　B. 20～40 滴　　　　　C. 40～60 滴

D. 60～80 滴　　　　　E. 80～90 滴

15. 出现溶血反应的首要措施是

A. 立即停止输血　　　B. 密切观察生命体征　　　C. 通知医生

D. 碱化尿液　　　　　E. 双侧腰部局封

16. 患者，女性，42 岁，诊断为急性中耳炎，需用青霉素进行治疗。护士首先为患者做青霉素皮试，皮试中最重要的是

A. 环境要清洁、宽敞　　　　　B. 询问患者有无过敏史

C. 抽药量要准确　　　　　　　D. 备好 70%乙醇及无菌棉签

E. 选择合适的注射部位

17. 患儿，男性，18 个月，因高热前来门诊就诊。医嘱：林可霉素 0.3g IM bid。适宜的注射部位是

A. 背阔肌　　B. 三角肌　　C. 臀中肌、臀小肌　　D. 臀大肌　　E. 三角肌下缘

18. 患者，男性，68 岁，患 2 型糖尿病 10 年。因血糖控制不佳，本次住院后决定采用皮下注射胰岛素的方法控制血糖。护士对其进行注射方法指导时正确的是

A. 上臂三角肌应作为主要的注射部位　　B. 注射时的进针角度是 30°～40°

C. 皮肤消毒时用乙醇涂擦皮肤一遍　　　D. 注射时进针深度应小于针梗的 1/3

E. 进针后无需抽动活塞检查有无回血

19. 护士小李在为患者急性静脉推注时，患者主诉左手胀痛，推注稍感阻力，局部肿胀，抽无回血，应考虑

A. 静脉有痉挛　　　B. 针头部分阻塞　　　C. 针头完全滑出血管外

D. 针尖斜面紧贴血管壁　　　E. 针尖斜面部分穿透下面血管壁

20. 护士小王在进行患者静脉输液巡回时，发现输液不畅，询问患者注射部位没有疼痛，检查局部没有肿胀，适当改变肢体位置后，输液通常，其可能原因是

A. 静脉痉挛　　　　B. 针头阻塞　　　C. 输液瓶位置过高

D. 针头斜面紧贴血管　　　E. 针头滑出血管外

二、名词解释

1. 静脉输液　　　　　　　　2. 皮内注射

3. 皮下注射　　　　　　　　4. 肌内注射

5. 静脉注射　　　　　　　　6. 脱敏注射

三、填空题

1. 静脉输液发生空气栓塞应立即让患者采取_____卧位并保持_____卧位,其目的是_____和_____。

2. 小儿头皮静脉输液常选用的静脉有_____、_____、_____。

3. 常见的输液反应是_____、_____、_____、_____。

4. 静脉穿刺成功见回血，要"三松"：松_____、松_____、松_____。

5. 输液滴速的调节主要根据包括_____、_____、_____。

6. 发生静脉炎，局部可用_____溶液或_____溶液进行湿热敷。每天_____次。

四、简答题

静脉输液时，如果出现滴管内溶液不滴，可能有哪几种情况？如何处理？

五、综合分析题

患者，女，45 岁，心脏病史 11 年。因为同学聚会外出用餐后 3 小时，出现频繁呕吐、腹痛腹泻症状，诊断为急性胃肠炎，给予补充水和电解质及消炎治疗。请问：

1. 最适合患者进行静脉输液的方法是哪一种？

2. 患者输液的滴速如何调节？医嘱需补液总量为 1500ml，每分钟输入滴数为 60 滴，如果采用的输液滴系数为 15，需要多少时间滴完？

3. 如果输液过程中患者出现心率加快、呼吸困难、咳嗽、咳粉红色泡沫样痰，可能发生了什么反应？如何护理？

参 考 答 案

一、选择题

1. E　2. A　3. C　4. B　5. D　6. E　7. D　8. E　9. D　10. B　11. C　12. B　13. E　14. B
15. A　16. B　17. C　18. B　19. C　20. D

二、名词解释

1. 静脉输液：是指利用大气压和液体静压的作用原理，将一定量的无菌溶液（药液）直接滴入静脉的方法，是临床快速抢救和治疗患者的重要措施之一。

2. 皮内注射：将少量药液注入表皮与真皮之间的方法。

3. 皮下注射：将少量药液注入皮下组织的方法。

4. 肌内注射：将无菌药液注入肌肉组织的方法。

5. 静脉注射：自静脉注入无菌药液的方法。

6. 脱敏注射：破伤风过敏试验阳性者，采用多次小剂量注射药液。

三、填空题

1. 左侧　头低足高　空气避开肺动脉口　增加胸腔压力

2. 颞浅静脉　额静脉　耳后静脉及枕静脉

3. 发热反应　循环负荷过重　静脉炎　空气栓塞

4. 止血带　拳　调节器

5. 病情　年龄　药物性质

6. 50%硫酸镁　95%乙醇　2

四、简答题

输液过程中溶液不滴情况及处理方法：

（1）针头滑出血管外：液体注入皮下组织，表现为局部肿胀并有疼痛感。处理：将针头拔出，更换针头另选血管重新穿刺。

（2）针头斜面紧贴血管壁。处理：调整针头位置或适当变换肢体位置，直到点滴通畅为止。

（3）针头阻塞：用一手捏住滴管下端输液管，另一手轻轻挤压靠近针头端的输液管，若感觉有阻力，松手后又无回血，则说明针头已阻塞。处理：更换针头，重新选择静脉穿刺。

（4）压力过低：由于患者周围循环不良或输液瓶位置过低所致。处理：适当抬高输液瓶位置。

（5）静脉痉挛：由于穿刺肢体暴露在冷环境中时间过长或输入的液体温度过低所致。处理：局部热敷以缓解痉挛。

五、综合分析题

1. 给予周围静脉密闭式法输液。

2. 6 小时 15 分钟。

3. 患者发生了循环负荷过重输液反应，措施如下：

（1）立即停止输液，通知医生，进行紧急处理。

（2）病情允许，立即协助患者取端坐位，双腿下垂，以减少下肢静脉血回流，减轻心脏负担。

（3）清除呼吸道分泌物，给予高流量氧气吸入，一般氧流量为 6～8L/min，以提高肺泡内氧分压，改善低氧血症。同时，湿化瓶内清水换成 20%～30%乙醇，进行乙醇湿化吸氧，因为乙醇能降低肺泡内泡沫表面张力，使泡沫破裂消散，从而改善肺部气体交换，减轻缺氧症状。

（4）给予患者心理安慰，消除其恐惧心理，保持情绪平稳。

（5）按医嘱给予镇静药、强心药、利尿和扩血管药物。

（6）必要时用止血带或血压计袖带进行四肢轮流加压，以阻断静脉血回流。每 5～10 分钟轮流放松一次。

（7）预防：根据患者病情严格控制输液速度和输液量，对心肺功能不良、年老体弱、婴幼儿更应谨慎并密切观察。

6-4 导管护理技术

一、选择题

1. 长期鼻饲患者，护理操作中**不正确**的是
   A. 每日做口腔护理
   B. 胃管应每日更换
   C. 注入流质或药物前后注入少量温开水
   D. 每次鼻饲量不超过 200ml
   E. 每次鼻饲间隔时间不少于 2 小时

2. 为昏迷患者插胃管至 15cm 处将患者的头部托起，其目的是
   A. 避免损伤食管黏膜
   B. 减轻痛苦
   C. 加大咽喉部通道弧度，以顺利插入
   D. 避免出现恶心，利于顺利插入
   E. 咽喉部肌肉放松，利于顺利插入

3. 禁用鼻饲法的患者是

　　A. 昏迷　　　　　　　B. 早产儿　　　　　　　C. 拒绝进食者

　　D. 口腔疾患　　　　　E. 食管静脉曲张

4. 鼻饲患者的护理，**不妥**的是

　　A. 每次灌食前抽取胃液，检查胃管是否在胃内

　　B. 鼻饲间隔时间不少于 2 小时　　　C. 每次灌毕注入少量温开水

　　D. 每日做好口腔护理　　　　　　　E. 注毕应协助患者翻身

5. 成人鼻饲时，鼻管插入的长度为

　　A. 20～30cm　　B. 25～35cm　　C. 40～50cm　　　D. 45～55cm　　　E. 55～65cm

6. **禁止**灌肠的患者是

　　A. 急腹症　　B. 手术前　　C. 肠炎感染　　D. 分娩前　　　E. 粪便嵌塞

7. 大量不保留灌肠过程中**不需要**立即停止操作的情况是

　　A. 脉速　　B. 心慌　　C. 气急　　　D. 腹胀有便意　　E. 剧烈腹痛

8. **禁用** 0.1%肥皂液灌肠的是

　　A. 肝性昏迷患者　　　　　B. 分娩前清洁肠道　　　　C. 肠镜检查前准备

　　D. 解除肠胀气　　　　　　E. 发热患者

9. 大量不保留灌肠时肛管插入的深度是

　　A. 4～10cm　　B. 7～10cm　　　C. 13～16cm　　　D. 16～18cm　　　E. 18～22cm

10. 导尿术的目的**不包括**

　　A. 治疗尿路感染　　　　　B. 测量膀胱容量　　　　　C. 检查残余尿量

　　D. 进行膀胱造影　　　　　E. 解除尿潴留

11. 为男患者插导尿管时，应提起阴茎与腹壁成

　　A. 20°角　　　　B. 30°角　　　C. 40°角　　　　D. 50°角　　　E. 60°角

12. 对膀胱高度膨胀且极度虚弱的患者，第一次放尿不宜过多，以防止

　　A. 膀胱黏膜水肿　　　　　B. 电解质紊乱　　　　　　C. 虚脱和血尿

　　D. 膀胱痉挛　　　　　　　E. 肾衰竭

13. 润滑导尿管应选用

　　A. 无菌蒸馏水　　　　　　B. 无菌生理盐水　　　　　C. 消毒滑石粉

　　D. 医用凡士林　　　　　　E. 无菌液状石蜡

14. 为女患者导尿时操作**不正确**的是

　　A. 脱近侧裤腿盖到对侧腿上　　　　　B. 患者屈膝仰卧位，两膝外展

　　C. 初次消毒外阴可用 0.1%苯扎溴铵溶液　　D. 再次消毒外阴可选用苯扎溴铵溶液

　　E. 插入导尿管见尿液流出再进入 1cm

15. 为防止逆行感染，留置导尿患者的导尿管应

　　A. 每周更换 2～3 次　　　B. 每周更换一次　　　　C. 每 2 周更换一次

　　D. 每月更换一次　　　　　E. 每日更换一次

16. 患者，男性，50 岁，口腔手术后予鼻饲饮食，护理措施中**不妥**的是

　　A. 插管时动作要轻柔　　　　B. 每天协助患者做好口腔护理

　　C. 每次鼻饲量不超过 300ml　　D. 新鲜果汁与牛奶应分别灌入

E. 每次鼻饲完毕注入少量温开水

17. 患者，女性，64 岁。因尿失禁留置导尿，为患者插导尿管前再次消毒外阴的方法和顺序是

    A. 自下而上，尿道口、小阴唇、尿道口

    B. 自下而上，小阴唇、尿道口、小阴唇

    C. 自上而下，小阴唇、尿道口、小阴唇

    D. 自上而下，大阴唇、小阴唇、尿道口

    E. 自上而下，尿道口、小阴唇、尿道口

18. 患者，男性，56 岁，尿潴留，因膀胱高度膨胀且极度虚弱，为该患者导尿时第一次放尿**不超过**

    A. 2000ml   B. 1800ml   C. 1500ml   D. 1000ml   E. 800ml

19. 护士小陈在为患者实施大量不保留灌肠过程中，发现液面下降过慢，应采取的措施是

    A. 嘱患者张口呼吸   B. 移动或挤捏肛管   C. 降低灌肠筒位置

    D. 嘱患者仰卧位   E. 拔管后重新插管

20. 患者，男性，42 岁，因肺炎球菌性肺炎入院，持续高热。为该患者降温灌肠，操作**不正确**的是

    A. 溶液量为 500～1000ml   B. 液体温度为 28～32℃

    C. 保留 30 分钟后再排便   D. 灌肠时需抬高臀部 10cm

    E. 排便后 30 分钟测量体温并记录

二、名词解释

1. 鼻饲法   2. 尿潴留

3. 尿失禁   4. 导尿术

5. 大便失禁   6. 便秘

7. 不保留灌肠   8. 保留灌肠

9. 治疗饮食   10. 试验饮食

三、填空题

1. 正常人一昼夜尿量为_____ml；糖尿病酸中毒时，尿液呈_____气味。

2. 女性尿道长_____ cm，男性尿道长_____ cm，有两个弯，即_____和_____，三个狭窄即_____、_____和_____。

3. 当患者膀胱高度膨胀时，第一次放尿不超过_____ml，如大量放尿可导致_____和_____。

4. 为防止泌尿道逆行感染，集尿袋应_____耻骨联合，防止尿液_____，鼓励患者_____喝水。

5. 医院饮食种类有_____、_____、_____三大类。

6. 治疗饮食中，低胆固醇饮食要求少食_____、_____、_____、_____等。

7. 清洁灌肠第一次用_____，以后用_____，直至排出液清洁无粪便为止。

8. 为清醒患者插胃管至 15cm 时，嘱患者做_____动作，为昏迷患者插胃管至 15cm 时，_____，使下颌靠近_____。

9. 进行肛管排气时肛管插入直肠深度为_____ cm，肛管放置时间不超过_____分钟。如长时间留置肛管，严重者甚至导致肛门括约肌_____。

四、简答题

1. 临床哪些情况下需要作导尿术？

2. 用哪几种方法证实胃管插入胃内？

3. 患者，男性，76 岁，因患胆囊炎胆石症而入院，医嘱：患者需做胆囊造影，你如何为其做好饮食准备？（第一天、第二天的饮食安排）

4. 请你分别为需要进行：结肠检查的患者、发热达 39.3℃的患者、中暑达 41℃的患者，准备不同的灌肠液（溶液的名称和温度）。

五、综合分析题

1. 患者，女性，46 岁，做子宫切除术后 8 小时未小便，紧张不安，主诉下腹部胀痛难忍，有尿意，但解尿困难。体检：耻骨联合上方隆起，可扪及一囊性包块，护士给予诱导排尿措施，但无效，请问该患者发生了什么情况？可采取哪些护理措施？

2. 患者，女性，62 岁，2 天前因"慢性支气管炎急性发作"入院，主诉已 3 天未解便，腹胀。患者平时喜食鱼肉类食物，每日饮水 500ml 左右，因活动后气急，活动量明显减少，时常发生便秘。

请问：（1）患者发生便秘的主要因素有哪些？
　　　　（2）如何给予患者健康教育和护理？

参 考 答 案

一、选择题

1. B　2. C　3. E　4. E　5. D　6. A　7. D　8. A　9. B　10. A　11. E　12. C　13. E　14. A　15. B　16. C　17. E　18. D　19. B　20. B

二、名词解释

1. 鼻饲法：将胃管经一侧鼻腔插入胃内，向胃管内灌注流质食物、水和药物的方法。

2. 尿潴留：大量尿液潴留在膀胱内不能排出，患者膀胱高度膨胀至脐部，膀胱容量可增至 3000～4000ml。

3. 尿失禁：排尿失去控制，尿液不由自主地流出。

4. 导尿术：在严格无菌操作下，用导尿管经尿道插入膀胱引出尿液的方法。

5. 大便失禁：由于肛门括约肌不受意识控制而不自主地排便。

6. 便秘：排便次数减少，无规律性，粪便干燥硬结，排便困难。

7. 不保留灌肠：将一定量的溶液由肛门经直肠灌入结肠，以刺激肠蠕动清除肠腔内粪便和积气的方法。

8. 保留灌肠：自肛门灌入药液，保留在直肠或结肠内，通过肠黏膜吸收，达到治疗目的。

9. 治疗饮食：是患者综合治疗的一个组成部分，针对病情调整适当的饮食和营养需求量，以达到治疗的目的。

10. 试验饮食：在特定的时间内，通过对膳食内容的特殊调整，协助诊断疾病，是配合临床检查病因，明确诊断的一种辅助手段。

三、填空题

1. 1000～2000　烂苹果

2. 3～5　18～20　耻骨前弯　耻骨下弯　尿道内口　尿道外口　膜部

3. 1000　血尿　虚脱

4. 低于　倒流　多

5. 基本饮食　治疗饮食　试验饮食

6. 动物内脏　蛋黄　饱和脂肪　鱼子等

7. 0.1%～0.2%肥皂液　0.9%氯化钠溶液

8. 吞咽　托起头　胸骨柄

9. 15～18　20　永久性松弛

四、简答题

1. 解除多种因素引起的尿潴留时；协助临床诊断，如留取尿标本做细菌培养，测定膀胱内容量、压力、残余尿，进行膀胱和尿道造影；治疗膀胱和尿道疾病，对膀胱肿瘤患者进行膀胱内化疗。

2. ①抽取胃液法，抽出胃液证明胃管在胃内；②听气过水声法，在胃部听到声音说明胃管在胃内；③气泡溢出法，胃管末端放在水中如有气泡规律性地溢出，说明胃管不在胃内，而是误插至气管内。

3. 第一天：早餐正常饮食；午餐：高脂肪饮食；晚餐：无脂肪、低蛋白、高糖、清淡饮食。

第二天：早餐禁食，午餐开始正常饮食。

4.（1）结肠检查的患者：0.1%～0.2%肥皂液或 0.9%氯化钠溶液，39～41℃；

（2）发热达 39.3℃的患者：0.9%氯化钠溶液，28℃～32℃；

（3）中暑达 41℃的患者：0.9%氯化钠溶液，4℃

五、综合分析题

1. 患者发生了尿潴留。护理措施：提供心理安慰，消除患者紧张和焦虑情绪；提供隐蔽、合适的排尿环境，适当调整治疗、护理时间，使患者能安心排尿；调整习惯性体位和姿势；利用条件反射，听流水声或用温水冲洗会阴等方法，诱导排尿；按摩、热敷患者下腹部，促进排尿；针灸或药物治疗；健康教育等。

2.（1）主要因素患者饮食中缺乏膳食纤维和活动量太少，导致便秘。

（2）健康教育和护理措施：告知患者正常排便的重要性，有意识控制排便，养成每天定时排便的习惯；建立合理的食谱，多摄入一些富含纤维素和维生素的食物，如蔬菜水果，多饮食，坚持每日清晨空腹一杯温开水；适当的运动，如散步、打太极拳、做操等，不能起床者在床上运动；保持正常的生活规律，有充足的休息和睡眠，避免功能紊乱；教会患者及家属使用简易通便剂，如开塞露、甘油栓等，但不能长期使用。

6-5　隔 离 技 术

一、选择题

1. 对结核者需采用的隔离类型为

A. 空气隔离　　　　　　　B. 接触隔离　　　　　C. 保护性隔离

D. 飞沫隔离　　　　　　　E. 严密隔离

2. **不需要**立即更换口罩的情形是

A. 口罩潮湿时　　　　　　B. 接触霍乱患者后　　　C. 污染的手接触了口罩

D. 为流行性感冒患者做宣教后　E. 一次性口罩使用 4 小时后

3. 以下口罩使用**错误**的是

A. 应遮住口鼻部　　　　　　　　B. 不可用污染的手接触

C. 潮湿时应立即更换　　　　　　D. 口罩用后，应立即取下

E. 暂不用时，污染面向外折叠放于口袋内

4. 隔离区域的划分依据是

A. 隔离的种类　　　　　　B. 病情轻重　　　　　C. 环境是否会被污染

D. 微生物的种类　　　　　E. 医务人员是否会被感染

5. 以下哪个区域是传染区的半污染区

A. 治疗室，库房　　　　　B. 浴室，洗涤间　　　C. 配餐室，更衣室

D. 病室，厕所　　　　　　E. 病区内走廊及病区化验室

6. 符合清洁区隔离要求的做法是

A. 患者接触过的物品不得进入清洁区

B. 各类检验标本应有一定的存放架

C. 穿了隔离衣的工作人员通过时不得接触墙面

D. 工作人员接触患者后不得再进入清洁区

E. 工作人员进入清洁区务必穿隔离衣

7. **不属于**一般消毒隔离原则的是

A. 隔离单位要有隔离标记　　　　　　B. 患者转科前洗澡更衣

C. 进入隔离单位要戴口罩、帽子、穿隔离衣　D. 患者床单位的物品必须严格消毒

E. 每日晨间护理后消毒床和床旁桌椅

8. 属于终末消毒的是

A. 病区每日一次清扫和消毒

B. 传染病患者转院后对其接触过的物品消毒处理

C. 对传染病患者每日物品的消毒处理

D. 对传染病患者用过的器械进行消毒

E. 消毒过的物品如疑有污染可重新消毒

9. 传染病患者接触的床单、衣被应

A. 先清洁，后消毒　　　　　　　B. 先消毒，后清洁

C. 先日光下曝晒，后清洗　　　　D. 先清洁，后日光下曝晒 6 小时

E. 先灭菌，后清洁

10. 使用隔离衣时**错误**的是

A. 保持衣领内面清洁　　　　　　B. 长度需超过工作服

C. 不可有破损　　　　　　　　　D. 脱下后将污染面朝内挂在病室内

E. 脱下后将污染面朝内挂在走廊

11. 为传染病患者实施护理操作时，正确的是

　　A. 穿隔离衣后，可到治疗室取物

　　B. 穿隔离衣后，可随意活动

　　C. 为严密隔离患者发药时，可不用穿隔离衣

　　D. 穿隔离衣后如用避污纸接触患者，脱衣后可不用消毒双手

　　E. 护理操作前备好用物，可省略反复穿脱隔离衣及手的消毒

12. 脱隔离衣的正确步骤是

　　A. 消毒手、解袖扣、解领扣、脱衣袖、解腰带、脱去隔离衣

　　B. 解袖扣、消毒手、解领扣、解腰带、脱衣袖、脱去隔离衣

　　C. 解腰带、解袖扣、消毒手、解领扣、脱衣袖、脱去隔离衣

　　D. 消毒手、解袖扣、解腰带、解领扣、脱衣袖、脱去隔离衣

　　E. 解袖扣、消毒手、解领扣、脱衣袖、解腰带、脱去隔离衣

13. 穿隔离衣时，手被污染是在

　　A. 取隔离衣时　　B. 穿衣袖时　　C. 系领扣时　　D. 系袖扣时　　E. 系腰带时

14. 取用避污纸的方法正确的是

　　A. 须掀起页面再抓取第 2 页　　　　B. 一般在病室内准备　　　　C. 掀页撕取

　　D. 经他人传递　　　　　　　　　　E. 从页面抓取

15. 患者，女性，48 岁，因患流行性出血热死亡，护士终末处理**不正确**的是

　　A. 将其个人衣服消毒后交给家属　　　B. 将其使用过的钱、票证消毒后交给家属

　　C. 床单位作好消毒处理　　　　　　　D. 用 1%氯胺液浸泡过的尸单包裹尸体

　　E. 用无菌棉花塞住各孔道

16. 患者，女性，25 岁，因甲型肝炎入院，经治疗现已痊愈出院。护士在进行终末消毒处理时**不正确**的是

　　A. 病室用过氧乙酸溶液熏蒸　　　　B. 病室的地面用漂白粉液喷洒

　　C. 家具用过氧乙酸溶液擦拭　　　　D. 患者使用过的床单消毒后，再送洗衣房清洗

　　E. 嘱患者洗澡后将换下的衣服装好并带回清洗

17. 护士小陈护理乙型肝炎患者后，脱下的隔离衣放置正确的是

　　A. 走廊，清洁面向外　　　B. 病室，清洁面向外　　　C. 治疗室，清洁面向内

　　D. 值班室，清洁面向内　　E. 办公室，清洁面向内

18. 患者，女性，66 岁，因乳腺癌住院化疗。化疗后，白细胞为 $2.0×10^9/L$，应对该患者实施

　　A. 血液隔离　　B. 接触隔离　　　C. 空气隔离　　D. 飞沫隔离　　　E. 保护性隔离

19. 患者，男性，43 岁，因急性黄疸型肝炎入院，经治疗痊愈出院，对于该患者的终末消毒处理**不妥**的是

　　A. 患者洗澡、换清洁衣裤　　　　　　B. 被服立即送洗衣房清洗

　　C. 室内空气可喷洒消毒　　　　　　　D. 个人用物经消毒后带出病区

　　E. 病床、桌椅用消毒液擦拭

20. 患者，女性，35岁。孕32周后早产一男婴，重1350g，出生后住在隔离病室。隔离措施中**错误**的是
　　A. 患儿应住单间病室隔离　　　　B. 隔离室内空气保持正压通风
　　C. 接触患儿前，后均应洗手　　　D. 如产妇无呼吸道感染，允许探视
　　E. 带入隔离区的物品保持清洁即可

二、名词解释

1. 传染病隔离　　　　　　　　　　2. 保护性隔离
3. 清洁区　　　　　　　　　　　　4. 半污染区
5. 污染区

三、填空题

1. 医院内感染的途径有三个：_____、_____、_____。
2. 隔离种类有_____、_____、_____、_____、_____、_____、_____。

参 考 答 案

一、选择题

1. A　2. D　3. E　4. C　5. E　6. A　7. B　8. B　9. E　10. D　11. E　12. C　13. D　14. E
15. E　16. E　17. A　18. E　19. B　20. E

二、名词解释

1. 传染病隔离：将处于传染病期的传染病患者、可疑患者安置在指定的地点，暂时避免与周围人群接触，减少传染病传播的机会。
2. 保护性隔离：将免疫功能极度低下的易感患者安置于基本无菌的环境中，使其免受感染。
3. 清洁区：凡未被病原微生物污染的区域，如治疗室、配膳室等。
4. 半污染区：有可能被病原微生物污染的区域，如化验室，病区走廊等。
5. 污染区：凡被病原微生物污染或被患者直接或间接接触的区域，如病房，患者使用的洗漱间等。

三、填空题

1. 环境感染　垂直感染　医源性感染
2. 严密隔离　呼吸道隔离　肠道隔离　接触隔离　血液-体液隔离　昆虫隔离　保护性隔离